常见病的治疗方法

李春深◎编著

天津出版传媒集团

天津科学技术出版社

本书具有让你"时间耗费少，养生知识掌握好"的方法

免费获取专属于你的
《常见病的治疗方法》
阅读服务方案

循序渐进式阅读？省时高效式阅读？深入研究式阅读？由你选择！
建议配合二维码一起使用本书

微信扫描二维码
免费获取阅读方案

◆ 本书可免费获取三大个性化阅读服务方案

1. **轻松阅读**：为你提供简单易懂的辅助阅读资源，每天读一点，简单了解本书知识；
2. **高效阅读**：为你提供高效阅读技巧，花少量时间掌握方法，专攻本书核心知识，快速掌握本书精华；
3. **深度阅读**：为你提供更全面、更深度的拓展阅读资源，辅助你对本书知识进行深入研究，透彻理解，牢固掌握本书知识。

★不论你只是想循序渐进，轻松阅读本书，还是想掌握方法，快速阅读本书，或者想获取丰富资料，对本书知识进行深入研究，都可以通过微信扫描【本页】的二维码，根据指引，选择你的阅读方式，免费获取专属于你的个性化读书方案。帮你时间花的少，阅读效果好。

◆ 个性化阅读服务方案三大亮点

时间管理	阅读资料	社群共读
科学时间计划	精准资料匹配	阅读心得交流

图书在版编目(CIP)数据

常见病的治疗方法 / 李春深编著．－－天津：天津科学技术出版社，2018.1（2020.9重印）

　　ISBN 978－7－5576－3435－3

　　Ⅰ．①常… Ⅱ．①李… Ⅲ．①常见病－中医治疗法 Ⅳ．①R242

中国版本图书馆CIP数据核字（2017）第169178号

常见病的治疗方法
CHANGJIANBING DE ZHILIAO FANGFA

责任编辑：孟祥刚

出　　版：	天津出版传媒集团
	天津科学技术出版社
地　　址：	天津市西康路35号
邮　　编：	300051
电　　话：	(022) 23332390
网　　址：	www.tjkjcbs.com.cn
发　　行：	新华书店经销
印　　刷：	唐山富达印务有限公司

开本 670×960　1/16　印张 16　字数 300 000
2020年9月第1版第2次印刷
定价：58.00元

前言

如何应对家庭常见病症呢？了解每种病症在饮食上潜伏的"祸根"并对症取食是食疗要掌握的重要原则。正确辨识疾病的病因，根据"虚则补之，实则泻之，寒者热之，热者寒之"的中医辨证施治原则，选择最合适的日常饮食法则和不同性能的食物进行调补，达到补益气血、泻实驱邪、平衡阴阳等效果，从而滋补身体、轻松防治常见病。

当前，患常见病的人越来越多，但许多人忽视了饮食对常见病起辅助疗效的作用。为此，我们策划了本书，以指导不同病症的人日常生活习惯，吃什么，怎么吃，吃多少。本书根据常见病的病因病机、临床表现、证候特征，根据各类病症的不同特点，以及不同疾病患者的实际需要，对各类病症的家庭常见治疗方法做了介绍，内容丰富实用、编排合理、语言通俗、使用方便，是患者通过调理膳食、配合临床治疗而达到防病祛病、健身益寿的不可多得的良师益友。

除了天然健康的饮食疗法之外，人体自身所携带的自愈系统——经络和穴位也不容忽视。中医认为，不通则痛，就是说一旦经络不通就会表现为患病的症状，而各种病患都能从经络穴位上找到治疗方法。经络能"行气血、营阴阳、决生死、处百病"，只要掌握一套科学的中医经穴按摩疗法，小病便可以自己医。本书即根据脏腑经络、营卫气血的运行规律，以及疾病的发作原因和症状，运用不同的穴位按摩手法，达到扶正祛邪、祛除疾病的目的。

本书通过病因分析、介绍饮食宜忌、推荐食疗方和特效穴位按摩四个角度进行居家诊疗，为您和家人带去健康的曙光。

目 录

第一篇　日常生活中的防病治病

平衡阴阳，浇灭身体的"邪火" ………………………………… 1

男女阴阳不相同，养护身体有侧重 …………………………… 13

食物有阴阳，看它温热还是寒凉 ……………………………… 29

滋阴养血，本草养颜的根本 …………………………………… 35

第二篇　家庭常见病日常治疗与保健

近视 ……………………………………………………………… 57

鼻炎 ……………………………………………………………… 62

牙痛 ……………………………………………………………… 66

感冒 ……………………………………………………………… 70

咳嗽 ……………………………………………………………… 74

慢性咽炎 ………………………………………………………… 80

支气管哮喘……………………………………… 84

肺炎……………………………………………… 88

慢性肝炎………………………………………… 92

胃痛……………………………………………… 96

结石……………………………………………… 99

慢性腹泻………………………………………… 104

便秘……………………………………………… 107

贫血……………………………………………… 113

关节炎…………………………………………… 116

失眠……………………………………………… 119

冠心病…………………………………………… 123

骨质疏松………………………………………… 126

食欲不振………………………………………… 129

第三篇　幼儿常见病日常治疗与保健

小儿感冒………………………………………… 134

小儿咳嗽………………………………………… 138

小儿多汗………………………………………… 142

小儿疳积………………………………………… 146

小儿厌食……………………………………………… 150

小儿腹泻……………………………………………… 154

小儿遗尿……………………………………………… 158

小儿贫血……………………………………………… 162

小儿营养不良………………………………………… 165

维生素 A 缺乏症……………………………………… 168

第四篇　女性常见病日常治疗与保健

乳腺增生……………………………………………… 171

急性乳腺炎…………………………………………… 175

经前紧张综合征……………………………………… 178

白带异常……………………………………………… 182

月经不调……………………………………………… 185

痛经…………………………………………………… 188

闭经…………………………………………………… 192

慢性盆腔炎…………………………………………… 196

女性不孕……………………………………………… 200

更年期综合征………………………………………… 204

第五篇　男性常见病日常治疗与保健

遗精 ·· 208

慢性前列腺炎 ·· 211

阳痿、早泄 ·· 215

男性不育 ··· 220

性冷淡 ·· 223

脱发 ··· 226

第六篇　中草药排毒与养生

决明子：排毒明目两不误 ·· 230

花草排毒，温和作用易补泻 ··· 239

第一篇　日常生活中的防病治病

平衡阴阳，浇灭身体的"邪火"

人体内有小阴阳，保持平衡别失调

阴阳的概念是中国传统文化里非常重要的一环，博大精深的中医理论处处体现出阴阳观。《本草纲目》也遵循"一阴一阳谓之道"的阴阳学说，对于所辑录的本草，阐明了阴阳与物种、形体、气味、脏腑，以及四时气候、地理方位的关系。

人生病的原因之一，就是因为身体阴阳失调，出现"不通""不和"的情况，而治病养生就必须调和阴阳。《本草纲目》记述，用药必须顺四时阴阳之律。如春天万物化生，阳气向上，就要用辛温之品助气；夏日燥热，就用甘苦辛热之物，以顺成化之气；秋气肃杀，应以酸温之药，以合阳下之气；冬天消沉，得取苦寒之类，以符阴沉之气。这就是《本草纲目》的阴阳观，这也是对我国古代中医理论的继承和发扬。

中医认为天地有阴阳之分，人体有阴阳之分，疾病同样有阴阳之分。阴性疾病和阳性疾病的发病原因不同、症状不同，防治也有所不同。

阴性疾病发病慢，治疗也比较慢，需要经过长期的调理才能痊愈。这种病主要由寒气引起，而寒气主要是从腰腿以下侵入人体。人在受到寒气侵袭的时候，就会肢体蜷缩、禁锢以及手脚僵硬、伸屈不顺。

根据阴性疾病的起因，其预防应着重于保暖，尤其是脚部。从现代医学来看，天冷时，人的胃肠消化功能就会比较脆弱，因此一些原来就患有肠胃疾病的人，症状会变得多发且更加严重。

即使是以前没有患肠胃疾病的人，这个时候也很容易免疫力低下，出现胃痛，或者腰部受凉，导致腰肌劳损、腰椎间盘突出症等。

所以，预防阴性疾病首先要注意保暖，坚持每天用热水泡脚，然后用手指搓揉脚跟、脚掌、脚趾和脚背。容易手脚冰凉的人或者关节炎患者，还可以在睡觉时将脚垫高，以改善血液循环。

阳性疾病与阴性疾病恰恰相反，阳性疾病往往属于急性病，发病快，治愈也比较快。这种病主要由热气引起，而热气多是通过人体上半部侵入人体的，表现为肢体舒张、肿胀、活动迟缓、筋骨不适等症状。夏天的时候，应该注意给头部降温，保持头部的清醒。特别是高温天气运动或劳作后，头部血管扩张，一定不要用冷水冲洗，否则可能会引发颅内血管功能异常，出现头晕、眼黑、呕吐等症状，严重的话，还可能导致颅内大出血。所以，应该"以热治热"，及时用热毛巾擦汗促进皮肤透气。

人体就像自然界，无论体内阴气过盛还是阳气过盛，都会导致疾病。所以要想健康，阴阳调和就非常重要。应该把人体的阴阳调和作为一个重要的养生法则，坚持合理的生活习惯，调节精神、饮食、起居、运动等各个方面，这样才能够强身健体、预防百病。

干、红、肿、热、痛——上火的五大病源

嘴里长泡、口腔溃疡、牙疼、牙龈出血、咽喉干痛、身体感到燥热、大便干燥……所有的这些都是现代人常遇到的问题，而这些也都是上火的表现症状。

"火"是身体内的某些热性症状。一般所说的上火，是人体阴阳失衡后出现的内热症。上火的具体表现一般在头面部居多，比如咽喉干痛、两眼红赤、鼻腔热烘、口干舌痛以及烂嘴角、流鼻血、牙痛等。实际上，中医认为人体各部位都是有联系的，身体各个部位都应该有不同程度的表现。

元代医学家朱震亨认为，凡动皆属火，火内阴而外阳，且有君、相之分。君火寄位于心，相火寄位于命门、肝、胆、三焦诸脏。人体阴精在发病过程中，极易亏损，各类因素均易致相火妄动，耗伤阴精。情志、色欲、饮食过度，都易激起脏腑之火，煎熬真阴，阴损则易伤

元气而致病。

上火，在内暗伤阴精，于外表现出各种症状，常见的上火症状有心火和肝火两种，而火又分虚实。

虚火指的是人体阴液的不足，阳相对于偏盛，表现出来的症状一般是：低热、盗汗、小便色清、大便稀软、舌苔发白，治疗时要用补法。实火指的是阳盛体征，正常情况下，人体阴阳是平衡的，如果阴是正常的而阳过亢，这样就显示为实火，具体表现症状为：高烧、大汗、口渴爱喝冷饮、口臭、舌苔发红、小便颜色黄且气味重、大便干结等。实火的治疗要用清热、降火的泻法。

现代人之所以容易出现红、肿、热、痛、烦等上火症状，与不注重饮食、经常贪吃凉食、吃五谷太少而吃制成品太多、工作压力大、经常熬夜、作息不规律等有很大的关系。所以要想远离火气，就要戒除这些不良的方式和习惯。

脑出血、脑血栓——都是"心火"惹的祸

心火一动，一般是急症，不急救就有生命危险。常见的突发性病症有脑出血、脑血栓。如果出现这种危急的病症可以服用"急救三宝"，分别是安宫牛黄丸、紫雪丹和至宝丹。

安宫牛黄丸里有牛黄、麝香、黄连、朱砂、珍珠等中药材。"非典"时期很多病人高烧昏迷，就是用安宫牛黄丸来解救的，适用于高烧不退、神志不清的患者。

紫雪丹，历史最悠久，药性为大寒，药店比较常见。现代名为"紫雪散"。紫雪丹适用于伴有惊厥、烦躁、手脚抽搐、常发出响声的患者。

至宝丹对昏迷伴发热、神志不清但不声不响的患者更适用。

"急救三宝"过去主要治疗感染性和传染性疾病，一般都有发热、昏迷出现。现在也广泛用在脑损伤、脑血管意外伤，但必须有明显的热象，至少舌头要很红，舌苔要黄。只要符合标准，不管是脑出血、脑血栓，还是因为煤气中毒、外伤导致的昏迷，都可以服用。也保护脑细胞，后患小。能及时吃安宫牛黄丸，可抑制细胞死亡。

"心"火旺盛者，大多会失眠，在中医里是没有安眠药的，中医治疗失眠是从病根子上治疗。一般的病都跟"心"有关。家里经常备

一些安神的中药是很有必要的。下面给大家推荐《本草纲目》中的去火药丹。

1. 天王补心丹

阴虚血少明显的失眠适用。因为心血被火消耗掉了，所以人不仅失眠、健忘、心里一阵阵发慌，而且手脚心发热、舌头红、舌尖生疮，这个药的作用更大一些。

2. 牛黄清心丸

这种失眠是心火烧的。除了失眠还有头晕沉、心烦、大便干、舌质红、热象比较突出的人可以选择。

3. 越鞠保和丸

对于失眠而梦多、早上醒来总感觉特别累、胃口不好、舌苔厚腻的人适用。人们常说，失眠就在临睡前喝杯牛奶。但这个方子是要分人的，如果是这种越鞠保和丸适应的失眠，千万别再喝牛奶了。否则会加重肠胃的负担，只能加重病情。

4. 解郁安神颗粒

适用于因情绪不畅导致的入睡困难。这种人多梦，而且睡得很轻，一点小声就容易醒，还可有心烦、健忘、胸闷等症状同在。

脾气大、血压高是肝火引起的

在生活中，我们常常会遇见一些脾气特别火暴的人，一遇着不痛快就马上发泄、吵闹，但是也有一些人爱生闷气，有泪不轻弹，但又不能释怀，有时甚至会气得脸色发青。这两种人都是肝火比较旺的人。在中医里面，有"肝为刚脏，不受怫郁"的说法，也就是说肝脏的阳气很足，火气很大，不能被压抑。如果肝火发不出来，就会损伤五脏。因此，有了肝火要及时宣泄出来。

高血压的病人中，肝火旺者最多见。肝火旺是高血压最重要的起因。

尤其是北方人，一般长得都高大，脾气急，容易口苦，两肋发胀，舌头两边红。如果属于肝阳亢的高血压尚不严重，喝苦丁茶或者枸菊清肝茶都可以代替药物，这两种茶是春天的专属饮料，可以清泻春天里特别旺盛的肝火。

对我们刚才说的第一种人来说，他们发脾气的过程就是宣泄肝火的过程，不会伤到身体；而第二种人不爱发脾气，一旦生气，很容易被压抑，无力宣发，只能停滞在脏腑之间，形成浊气。

由此可见，发脾气也不一定是坏事。因为很多时候我们会发脾气，并不是由于修养差、学问低，而是体内的浊气在作怪。它在你的胸腹中积聚、膨胀，最后无法控制地爆发出来。那么这种气又是如何产生的呢？从根源上来讲，是由情志诱发而起的。其实这种气起初是人体的一股能量，在体内周而复始地运行，起到输送血液、周流全身的作用。肝功能越好的人，气就越旺。肝帮助人体使能量以气的形式推动全身物质的代谢和精神的调适。这种能量非常巨大，如果我们在它生成的时候压抑了它，如在生气的时候强压下怒火，使它不能及时宣泄，它就会成为体内一种多余的能量，也就是我们经常说的"上火"。"气有余便是火"，这火因为没有正常的通路可宣发，就会在体内横冲直撞，窜到身体的哪个部位，哪个部位就会产生相应的症状，上到头就会头痛，冲到四肢便成风湿，进入胃肠则成溃疡。而揉太冲穴就是给这股火找一个宣发的通路，不要让它在体内乱窜。

太冲穴位于大脚趾和第二个脚趾之间，向脚踝方向三指宽处。此穴是肝经的原穴，即肝经的发源、原动力，因此，肝脏所表现的个性和功能都能从太冲穴找到形质。

另外，太冲穴还可以缓解急性腰痛。超过半数的成人都出现过急性腰痛症状，多数是由于劳累过度、不正常的姿势、精神紧张以及不合适的寝具等因素引起。这时，就可以用拇指指尖对太冲穴慢慢地进行垂直按压，一次持续5秒钟左右，直到疼痛缓解为止。

上火——阴阳失衡的身体亮起红灯

正常情况下，人体阴阳是平衡的，如果阳过亢，就出现了我们常说的"上火"。上火的滋味可不好受，嘴上起小泡、口腔溃疡，要不就是牙齿疼痛、出血、咽喉干痛、身体感到燥热、大便干燥……我们每个人可能都会遇到这种情况。一旦出现上火的症状，大家都会使出各种招数，想要压下身体的这股"邪火"。

其实人体里本身就是有火的，如果没有火，生命也就停止了，就是所谓的生命之火。当然火也应该保持在一定的范围内，比如体温应该在37℃左右。如果火过亢，人就会不舒服，出现红、肿、热、痛、烦等具体表现，也就是我们常说的"上火"。火在一定的范围内是必需的，超过正常范围就是邪火。不正常的火又分为虚火和实火，不正常的阴偏少，显得阳过亢，这样就显示为虚火。

邪火大部分还是由内而生的，外界原因可以是一种诱因。外感火热最常见的就是中暑，通常都是因为在温度过高、缺水、闷热的环境下待的时间过长，然后体温也会升高。这就是一种典型的外感火热症。但一般来说内生的火热情况比外感火热多，比如现代人工作压力大、经常熬夜、吃辛辣食物等，内生火的因素要大得多。可见，邪火还是由身体的阴阳失调引起的。中医认为人体生长在大自然中，需要阴阳平衡、虚实平衡。而人体的"阴阳"互为根本，"虚实"互为表里。当人体阴虚阳盛时，往往表现为潮热、盗汗、脸色苍白、疲倦心烦或热盛伤津而见舌红、口燥等上火的症状。此时就需要重新调理人体的阴阳平衡，滋阴降火，让身体恢复正常。

有的上火并不严重，通过自我调节就可以让身体状况恢复正常，但是对于一些特殊人群比如老年人或者有基础疾病如心血管疾病的人来说，还是应该引起注意。

接天莲叶无穷碧，荷叶清火别样灵

相传东晋末年，南朝陈霸先当皇帝之前，是梁朝会稽太守。陈霸先奉命率兵镇守京口重镇。北齐以七万兵力进攻京口，双方对峙两个多月。京口城内缺粮，形势危急。老百姓听说，便纷纷支援陈军，用荷叶包饭，再夹上蔬菜，送进城里。荷香扑鼻，消暑果腹，陈军士气为之一振。这就是荷叶的妙用。

每年7月是荷花最美的季节，这个时候水上层层叠叠的荷叶也是一番美景，自古就有"接天莲叶无穷碧，映日荷花别样红"的佳句。

荷叶的珍贵之处在于它清高而不孤傲。中医认为荷叶"色清色香，不论鲜干，均可药用"，能"散瘀血，留好血，令人瘦"，可消暑利湿、健脾升阳。荷叶无论入膳还是入药都是不可多得的佳品，清雅的香气令人回味无穷。

用鲜荷叶作底，铺上糯米，蒸淡水鱼。嫩嫩的鱼肉加上糯米的黏性，又有荷叶淡淡的香气，绝对是美味。还有一款荷叶冬瓜薏米粥。摘取一两片鲜荷叶，洗净，放在即将煲好的粥面上作盖，再煲几分钟，把荷叶粥舀起搁凉或冷藏后食之，可祛暑。这款粥被粤籍官员传至北京，清末京官称之为"神仙粥"。另外，还有荷叶蒸鸡、荷香饭等各种做法，荷香满溢，不失为炎炎夏日的开胃消暑良品。找不到鲜荷叶的，用干品也可。

传统中医还把荷叶奉为减肥消脂的良药，临床上常用于肥胖症的治疗。这是因为荷叶中的生物碱有降血脂的作用，服用后可在人体肠壁上形成一层脂肪隔离膜，有效阻止脂肪的吸收，从根本上减重，并可有效地控制体重反弹。《本草纲目》记载："荷叶服之，令人瘦劣。"想减肥的人可常以荷叶入膳，效果会令人惊喜。

其实，不仅荷叶，荷花以及荷花的梗和茎还有莲子都是非常好的食物。荷花可以泡茶喝，入口淡香，饮过数次后，便觉味香浓郁，还可解热清火、镇心安神、益肝健脾、止血、利耳目、除口臭。荷花的梗切条，用猛火炒制，味道鲜美，质感清脆。至于莲子，更是我们经常食用的佳品，其营养丰富，具有补脾、益肺、养心等功效。将剥好的鲜莲子洗干净，放到淘洗过的大米中，加适量水大火煮开，然后改小火继续煮40分钟左右，待米变成了紫色就可以关火了。莲子的清香余味不绝，放凉后口感更好，如果再加上两块绿豆糕更是绝配。

还有深藏在淤泥中洁白的莲藕，自古以来就是人们所钟爱的食品。《本草纲目》中称藕为"灵根"，其味甘，性寒，无毒，视为祛瘀生津之佳品。老年人常吃藕，可以调中开胃、益血补髓、安神健脑，具延年益寿之功。妇女产后忌食生冷，唯独不忌藕，是因为它能消瘀。藕还有清肺止血的功效，肺结核病人最宜食用。不喜生吃的人，也可以炖鸡炖肉，既能滋补，又能治病。尤其是藕粉，既富有营养又易消化，是妇幼老弱皆宜的良好补品，开水一冲就能食用，非常方便。莲藕亦可入药，相传南宋孝宗曾患痢疾，就是用鲜藕汁以热酒冲服治好。

常见病的治疗方法

小小豆芽也是去火的能手

北京的杨女士一到春天就上火，总是咽干疼痛、眼睛干涩、鼻腔火辣、嘴唇干裂，食欲也大减。因为北京的春天气候很干燥，风大雨少，所以很容易因燥热而上火。女儿给杨女士买了一套《本草纲目》，杨女士在家随意翻看时，突然看到草部的绿豆一项，发现书上记载着绿豆芽可以"解热毒"。于是，她连着好几天都喝绿豆芽汤，结果发现上火的症状减轻了许多。

其实，我们每个人都可以成为养生专家，像杨女士一样，将中医理论运用到实际生活中，既有益于身体健康，又增添了生活的乐趣。

小小豆芽为何有这么大的作用呢？中医认为，豆芽，尤其是绿豆芽，在去心火、止血方面有强大的功效。在春季吃豆芽，能帮助五脏从冬藏转向春生。豆芽能清热，有利于肝气疏通、健脾和胃。

豆芽有不同的品种。传统的豆芽指黄豆芽，后来市场上出现了绿豆芽、黑豆芽、豌豆芽、蚕豆芽等新品种。虽然豆芽菜均性寒味甘，但功效各不相同。

绿豆芽容易消化，具有清热解毒、利尿除湿的作用，适合湿热郁滞、口干口渴、小便赤热、便秘、目赤肿痛等人群食用。黄豆芽健脾养肝，其中维生素 B_2 含量较高，春季适当吃黄豆芽有助于预防口角发炎。黑豆芽养肾，含有丰富的钙、磷、铁、钾等矿物质及多种维生素，含量比绿豆芽还高。豌豆芽护肝，富含维生素 A、钙和磷等营养成分，蚕豆芽健脾，有补铁、钙、锌等功效。

豆芽最好的吃法是和肉末一起氽汤，熟了放盐和味精即可，应尽量保持其清淡爽口的性味。豆芽不能隔夜，买来最好当天吃完，如需保存，可将其装入塑料袋密封好，放入冰箱冷藏，但不能超过两天。

泥鳅滋阴去虚火，效果特别好

前面已经讲到上火分为实火和虚火，这里再啰唆一句，实火是因为阴正常，阳过亢，而虚火则是由于阴不足，导致看起来显得阳亢。也就是说，虚火其实需要滋阴。以前生活条件差，粗衣鄙食，饥寒交迫，许多人营养不良，体质虚弱，表现为脾虚、怕冷、面黄肌瘦等，上火也多是虚火。现在人们生活条件好了，吃得好、穿得暖，按理说体质应该比较强壮，即使上火也应是实火，但是现代人生活压力大，夜生活多，经常吹空调、喝冷饮，这就造成人体内阳有余而阴不足，阴阳失去平衡，体内寒湿较重，表现得也多是虚火。

《黄帝内经》里说："今热病者，皆伤寒之类也……人之伤于寒则为热病。"意思是说寒为热病之因，如果寒气过重，身体内表现出来的都是热证、热病。由此，我们可以知道人体的虚火实际上是由寒引起的。

为什么寒重反而会引起"火"呢？

因为当身体内的寒重，造成的直接后果就是伤肾，造成肾气虚弱，各脏器功能下降，气血两亏。肾主水，这个水是灌溉全身的，当水不足时，就如同大地缺水一样，土地会干燥，表现在人体上就是火气。

体内寒湿重，上了虚火，就要想办法滋阴除湿寒，泥鳅就是不错的选择。

《本草纲目》记载，泥鳅味甘性平，能祛湿解毒、滋阴清热、调中益气、通络、补益肾气，可以解酒、利小便、壮阳、收痔。经常食用泥鳅，可以降低身体内的虚火。

买回泥鳅后可先放清水里1～2天，待其吐尽泥沙后，再做熟了吃，下面两款食用泥鳅的方法都是不错的选择。

（1）泥鳅炖豆腐：将豆腐切成丁，放入沸水锅中，熄火浸3分钟备用。活泥鳅用沸水洗净，放入油锅略炒后加水，滚烧后放入豆腐，加盖继续烧5分钟即成。

（2）泥鳅黑豆粥：黑豆淘洗干净用冷水浸泡2小时后，加冷水煮沸，然后放入洗净的黑芝麻，这时改用小火熬煮，粥熟时放入泥鳅肉，再稍煮片刻，加入葱末、姜末调味即可。

上火了，《本草纲目》告诉我们该怎么应对

办公楼里的白领人士，工作压力大，精神长期紧张，就会经常抱怨："烦，又上火了。"那么，"上火"到底是怎么回事呢？

中医认为，在人体内有一种看不见的"火"，它能温暖身体，提供生命的能源，这种"火"又称"命门之火"。在正常情况下，命门

之火应该是藏而不露、动而不散、潜而不越的。如果由于某种原因导致阴阳失调，命门之火便失去制约，改变了正常的潜藏功能，火性就会浮炎于上，人们就会出现咽喉干痛、两眼红赤、鼻腔热烘、口干舌痛以及烂嘴角、流鼻血、牙疼等症状，这就是上火。

引起上火的具体因素有很多，如情绪波动过大、中暑、受凉、伤风、嗜烟酒以及过食葱、姜、蒜、辣椒等辛辣之品，贪食羊肉、狗肉等肥腻之品和缺少睡眠等都会引起上火。春季风多雨少，气候干燥，容易上火。为预防上火，我们平时生活要有规律，注意劳逸结合，按时休息；要多吃蔬菜、水果，忌吃辛辣食物，多喝水或清热饮料。

《本草纲目》中记载绿豆可以消肿通气，清热解毒。梨可以治痰喘气急，也有清热之功。《本草纲目》中记载了这样一个方子："用梨挖空。装入小黑豆填满，留盖合上捆好，放糠火中煨熟，捣成饼。每日食适量，甚效。"对医治上火气急、痰喘很有效。

这里介绍两款去火的食疗方。

绿豆粥

原料：石膏粉，粳米，绿豆。

做法：先用水煎煮石膏，然后过滤去渣，取其清液，再加入粳米、绿豆煮粥食之。

功用解析：可以去胃火，便秘、腹胀、舌红的人可以多喝。

梨水

原料：川贝母10克，香梨2个，冰糖适量。

做法：川贝母捣碎成末，梨削皮切块，加冰糖适量，清水适量炖服。

功用解析：对头痛、头晕、耳鸣、眼干、口苦口臭、两肋胀痛有疗效。

需要注意的是，上火又分为虚火和实火，正常人的阴阳是平衡的。实火就是阴正常而阳过多，一般症状较重，来势较猛；而虚火是指阳正常阴偏少，这样所表现出的症状轻，但时间长并伴手足心热、潮热盗汗等。通过以下的方法我们可以知道是实火还是虚火。

1. 看小便

小便颜色黄、气味重，同时舌质红，是实火；小便颜色淡、清，说明体内有寒，是虚火。

2. 看大便

大便干结、舌质红为实火；大便干结、舌质淡、舌苔白为虚火；大便稀软或腹泻说明体内有寒，是虚火。

3. 看发热

如果身体出现发热的症状，体温超过37.5℃时，全身燥热、口渴，就说明内热大，是实火；发热时手脚冰冷，身体忽冷忽热，不想喝水，是体内有寒，为虚火。

一般来说，人体轻微上火通过适当调养，会自动恢复；如果上火比较厉害，就需要用一些药物来帮助降火。如果是实火，中医常用各种清热、解毒、降火的药，连吃三天就会降火。但目前单纯上实火的人越来越少，多数都是虚火。如果是虚火，就要用艾叶水泡脚或用大蒜敷脚心降火后再进补。

男女老少，清火要对症

这个夏天特别热，老陈头一家人都上火，儿媳给每个人都准备了牛黄解毒丸。结果有人吃了药，情况好转了，而有人还是一如既往。其实上火有不同的情况，男女老少情况各有不同，不能一概而论。要根据不同人的具体情况，对症清火。

1. 孩子易发肺火

有些孩子动不动就发热，只要一着凉，体温立刻就会升高，令妈妈们苦恼不已。中医认为，小儿发热多是由于肺卫感受外邪所致。小儿之所以反复受到外邪的侵犯，主要是由于肺卫正气不足，阴阳失衡，可以多吃一些薏仁、木耳、杏仁、梨等润肺食品。

《本草纲目》中记载，梨甘、寒，无毒，可以治咳嗽，清心润肺，清热生津，适合咽干口渴、面赤唇红或燥咳痰稠者饮用。冰糖养阴生津，润肺止咳，对肺燥咳嗽、干咳无痰、咳痰带血都有很好的辅助治疗作用。一般儿童可将雪梨冰糖水当作日常饮品。不过，梨虽好，也不宜多食，因为它性寒，过食容易伤脾胃、助阴湿，故脾虚便溏者慎食。下面就是雪梨冰糖水的具体制法。

原料：雪梨2个，冰糖适量。

做法：雪梨去心切成小块，然后与冰糖同放入锅内，加少量清水，炖30分钟，便可食用。

2. 老年易发肾阴虚火

老年人容易肾阴亏虚，从而出现腰膝酸软、心烦、心悸汗出、失眠、入睡困难，同时兼有手足心发热、盗汗、口渴、咽干或口舌糜烂、舌质红，或仅舌尖红、少苔、脉细数，应对症给予滋阴降火的中药，如知柏地黄丸等。饮食上应少吃刺激性及不好消化的食物，如糯米、面团等；多吃清淡滋补阴液之品，如龟板胶、六味地黄口服液等；多食富含B族维生素、维生素C及铁的食物，如动物肝、蛋黄、西红柿、胡萝卜、红薯、橘子等。

3. 女性易发心火

妇女在夏天情绪极不稳定，特别是更年期的妇女，如受到情绪刺激，则会烦躁不安，久久不能入睡。这主要是由于心肾阴阳失调而导致心火亢盛，从而出现失眠多梦、胸中烦热、心悸怔忡、面赤口苦、口舌生疮、潮热盗汗、腰膝酸软、小便短赤疼痛、舌尖红、脉数，应对症滋阴降火。《本草纲目》提出了枣仁安神丸、二至丸等用于滋阴降火的方剂。另外，多吃酸枣、红枣、百合或者动物胎盘等，也可以养心肾。

男女阴阳不相同，养护身体有侧重

对男人百利而无一害的食物

男人对于营养的需要和女人有着很多的不同，这个其实也很容易理解。但是男人不像女人那样非常注意自己的身体。很多女人都了解自己怀孕的时候应该吃什么，知道吃什么可以防止乳腺癌等，可是男人往往比较粗心，能够按时吃饭就不错了，更别说什么营养问题了。从现在开始，男人们应该学会保养你自己。

牡蛎。只要每天吃两个，男性就可以获得一天所需的抗氧化剂——锌，帮助保护前列腺和修复受损的细胞。除牡蛎外，其他贝壳类食物也是锌的好来源。

香蕉。《本草纲目》中记载，含钾丰富的香蕉也被称为"能量之源"，对于心脏、神经系统都有好处，还有降低血压的作用。香蕉含有丰富的维生素 B_6，可以提高免疫系统的"工作效率"，促进血红细胞的形成。早餐和锻炼间歇，来根香蕉很不错。

海鱼。肉要吃瘦的，但鱼一定要选肥的深海鱼，如三文鱼、金枪鱼等。这些鱼中的不饱和脂肪酸比河鱼多很多，可以帮助降低甘油三酯水平。挪威人每周至少吃 4 次三文鱼，所以很少得心血管疾病。

花菜。《本草纲目》中曾提出花菜为十字花科蔬菜（花菜、西蓝花、花椰菜等），一直是蔬菜中的健康典范。花菜含有丰富的维生素 C，可以让你在工作时保持清醒的头脑。其中的胡萝卜素可以保护你疲惫的眼睛。

鹰嘴豆。这种坚果含有大量的镁，以及男性必不可少的硒，可以保护前列腺免受伤害，还可以降低胆固醇和防止血栓。

谷物。麦片、糙米都不错，谷物里的纤维不产生热量，还能帮助消化、保护肠胃。

植物甾醇。这种物质对心血管有卓越的保护作用，存在于所有的蔬菜、水果中。

大豆。大豆中富含的植物激素异黄酮不仅对女性健康有益，对男性的前列腺同样有益。除了大豆外，豆腐、豆奶和豆干都是不错的选择。

樱桃。别小看那一颗樱桃，里面装满了对人体有益的抗氧化剂，可以为你提供全天候的营养。有条件的话，确保自己每天都能吃上这种水果。

黄绿色蔬菜。青椒、南瓜、胡萝卜等蔬菜之所以呈黄绿色，是因为里面富含胡萝卜素，可以帮助修复皮肤细胞。对于在"面子工程"上不拘小节的男性来说，也不失为一种由内养外的好办法。

这些食物男人要"避而远之"

蔬果、牡蛎、坚果等食物可以催情，可是下面这几种食物会败"性"。

莲子。莲子虽然具有治脾久泻、梦遗滑精等功效，但莲子心具有清心降欲的作用，所以不能过多食用莲子心。

冬瓜。冬瓜又名枕瓜。它含纤维素、尼古酸等。其味甘，性凉，能降欲火、清心热。《本草经疏》说："冬瓜内禀阴土气，外受霜露之侵，故其味甘，气微寒而性冷。"

菱角。菱角又名水菱、沙角。其味甘，性寒，有养神强志之效，可平息男女之欲火。《食疗本草》指出："凡水中之果，此物最发冷气，人冷藏，损阳，令玉茎消衰。"

芥蓝。芥蓝又名玉蔓菁、苤蓝。它含纤维素、糖类等。其味甘，性辛，除有利水化痰、解毒祛风作用外，还有耗人真气的副作用。久食芥蓝，可抑制性激素的分泌。《本草求原》说它"甘辛、冷，耗气损血"。

竹笋。竹笋系寒涩之品，且含有大量草酸，会影响人体对钙和锌的吸收和利用。如吃笋过多，会导致机体缺钙、缺锌，特别是缺锌，对性欲的影响极为显著。

肥肉。红肉（牛肉、熏肉、香肠、午餐肉）所含的饱和脂肪和胆固醇让血管变窄，包括输送血液至性爱部位的血管，充血不充分，如何高举？何况这些都是细小的血管，最容易堵塞。

油炸食品。在植物油中加氢，可将油转化成固态，其所含脂肪即为反式脂肪。要论破坏度，反式脂肪比饱和脂肪有过之而无不及。薯条和油炸类食物、饼干、曲奇中都含有反式脂肪。

精面粉。在全麦加工成精面包的过程中，锌元素会损失3/4，而对于性欲的培养和生殖的健康，锌恰恰是至关重要的。男人体中锌储量最高处在前列腺，高锌含量的饮食有助于防止前列腺增生。

酒精。酒对性功能危害极大。长期酗酒会抑制雄性激素的代谢，使睾丸酮生成减少。男性表现为性欲减退、阳痿、射精障碍、睾丸萎缩、乳房女性化；女性则表现为性兴奋困难，性高潮次数减、强度显著减弱，甚至性高潮丧失，还可引起内分泌紊乱，导致月经不调、过早地闭经、绝经，乳房、外阴等性腺及器官萎缩，阴道分泌物减少，性交疼痛，对性生活淡漠，失去"性"趣。

烟。男子吸烟，可造成阴茎血流循环不良，影响阴茎勃起，严重的可导致阳痿，并使精子变态。女子吸烟，不仅使卵子受损害而畸变，而且易发生宫外孕等异位妊娠，并且还会使女性激素分泌异常，而引起月经异常、无月经、性欲低下。

需要注意的是：老年男性不要随便补充雄性激素。因为对于正常的男性来说，人为补充雄性激素并不会增强性欲和性交能力，并且补的时间长了，还会使睾丸逐渐萎缩，精子生成减少或者消失。

男人冬季藏精御寒有妙方

冬季气温骤降，寒气袭人，阳气收藏，气血趋向于里，因此冬令食疗应以保持体内阴阳平衡，藏精御寒为主。冬季男人养生可参考以下四点。

（1）温肾填精：《本草纲目》中提到，冬季适当摄入营养丰富，温肾填精，产热量高，易于消化的食物，如羊肉，补体之虚，益肾之气，提高免疫力；或者食用药膳调理，如牛肉200克，鲜山药250克，水煎，待肉烂熟，食肉饮汤，益肺补肾；也可食用温性水果，如大枣、柿子等，补血益肾填精，抵御寒邪。

（2）果蔬补体：冬天是蔬菜的淡季，应注意多摄入富含维生素的蔬菜，如白菜、白萝卜、胡萝卜、豆芽、油菜等；还要多吃含钙、铁、钠、钾等物质丰富的食物，如虾米、虾皮、芝麻酱、猪肝、香蕉等。

（3）运脾进补：冬季气温骤降，脾受寒困，不运化，所以冬季食疗应以补阳运脾、滋益进补为主。温补脾阳，多吃温性运脾食物，如粳米、莲子、芡实等；鳝鱼、鲢鱼、鲤鱼、带鱼、虾等水产类。

（4）辨证食疗：冬季要根据自身情况，有针对性地加以食疗。若原已有病，要遵照医嘱，不可盲目食疗。比如糖尿病患者，可用淮山药、葛粉等作为食疗品，但忌用粳米及其他含糖较多的食物。凡血脂过高、动脉硬化，有冠心病、胆囊炎、痛风等疾病者，绝不可食用高蛋白、高脂肪、多糖分的食品，如甲鱼、桂圆等。因为这类食品会加重病情。

上班族男人的"食物助理"

上夜班或者经常熬夜的男士由于用眼过度，眼睛易出现干涩、视物不清等症状；身体违背生理规律及超负荷运转，容易导致身体疲劳。针对这些情况，养生专家提出了一些进补方法。

早餐要营养充分，以保证旺盛的精力；中餐则可多吃含蛋白质高的食物，如瘦猪肉、牛肉、羊肉、动物内脏等；晚餐宜清淡，多吃维生素含量高的食物，如各种新鲜蔬菜，饭后吃点新鲜水果。

平时要注意多吃富含维生素 A、胡萝卜素以及维生素 B_2 的食品。同时，选用含磷脂高的食物以健脑，如蛋黄、鱼、虾、核桃、花生等。还要有意识地多选用保护眼睛的食物，如鸡蛋、动物的肝、肾、胡萝卜、菠菜、小米、大白菜、番茄、黄花菜、空心菜、枸杞。

需要引起注意的是：许多人认为吃零食是女人的专利，殊不知，男人也可以吃零食，正确地选择零食还可以起到补养身体的作用。

中医说"肾是先天之本"，肾也是一切活力的源泉，所以男士们补身应以补肾和补气为主。爱吃肉类的男士，多吃些帮助消化的零食，可令消化系统更顺畅，吸收得更好。

（1）补脑核桃：补肾又补脑的核桃最适合现代男士，拼搏之余补补虚耗过度的脑力，更有竞争力。

（2）开胃杏脯：生津开胃的杏脯有帮助消化的功能，但用蜜腌制的果脯含糖量高，不宜多吃。

（3）降压山楂：消脂降压的山楂是最适合中年男士平日闲嚼的零食。

（4）花旗参糖去虚火：清热降虚火的花旗参糖，最适合男士，方便食用。

有了这些"食物助理"，上班族的男人更加精力充沛了。

男人必知的醒酒护肝法宝

喝酒也是有技巧的，如何做到既喝酒还护肝呢？

1. 按理想速度饮酒

理想速度，即不超过肝脏处理能力的饮酒速度。肝脏分解酒精的速度是每小时约 10 毫升，酒中所含的纯酒精（乙醇）的量，可以通过酒瓶标签上标示的度数计算出来。举个例子，酒精度数为 16% 的 250 毫升酒，用 250 毫升 × 16% = 40 毫升，那么酒精的量就是 40 毫升。

如果一个人花 4 个小时喝完，那么平均每小时摄入的酒精量是 10 毫升，刚刚符合肝脏的处理速度。

2. 喝清水

酒精有改变机体细胞内外水分平衡的作用。通常，体内水分的 2/3 都在细胞内，但是酒精增加后，细胞内的水分会移动到血管中。所以，虽然整个身体的水分不变，但因细胞内的水分减少了，也会觉得干渴。"醒酒水"是缓解酒后不适的方法之一。在满满的一杯水中混入三小撮盐并一口喝下去，会刺激胃使食物被吐出。

3. 饮用运动型饮料和果汁

过量饮酒的人第二天早上醒来，嗓子常常感觉很干渴，此时体内残留有酒精和有害物质乙醛，应想办法尽早将其排出体外。

含无机盐和糖分的饮料，除了有补给水分的作用之外，还有消除体内酒精的作用。运动型饮料和果汁效果就很好，特别是运动型饮料，其成分构成接近人的体液，易被人体吸收，不仅对宿醉有效，饮酒时如果一起喝，也可防止醉得太厉害。

此外，含有茶多酚和维生素 C 的茶，或者用柠檬和蜂蜜做成的蜜汁柠檬水，对于宿醉也很有效。但要注意饮料不要喝冰凉的，而要喝温热的。

4. 吃柿子

柿子是富含果糖和维生素C的水果，古时即被作为防止醉酒和消除宿醉的有效食品。甜柿中所含的涩味成分可以分解酒精，所含的钾有利尿作用。

柿子叶也含有相当于柑橘数十倍的维生素C，其鲜嫩的幼芽可以炸着吃，或者干燥后做柿叶茶喝。

5. 多食贝类

以蚬贝为例，它的营养成分中，蛋白质的含量可以与鸡蛋相提并论。而且，由于含有均衡的必需氨基酸，不会对肝脏造成负担，能够促使肝脏恢复功能。

贝类食物通常含有丰富的维生素B_{12}、牛磺酸和糖原；维生素B_{12}和糖原对于促进肝脏的功能有着重要作用；而氨基酸中的牛磺酸与胆汁酸结合后，可以活化肝脏的解毒作用。

6. 喝芦荟汁

芦荟带刺的绿色部分和其内部的胶质中含有多糖体、糖蛋白等物质，能降低酒精分解后产生的有害物质乙醛在血液中的浓度。因此，在饮酒之前，如果喝些芦荟汁，对预防酒后头痛和恶心、脸红等症状很有效。

此外，芦荟中的苦味成分芦荟素有健胃作用，可治疗宿醉引起的反胃和恶心等。

7. 吃富含蛋白质的食物

蛋白质和脂肪在胃内停留的时间最长，所以最适合作为下酒菜。为避免摄入过多高蛋白质食物导致发胖，最好选择鱼类、瘦肉、鸡肉、豆制品、蛋、奶酪等。含有优质蛋白质的牛奶和奶酪等乳制品、鸡蛋、豆腐、扇贝，以及用这些食物制成的汤，对肝脏功能有益，且不会对胃造成负担。

有人喝酒后喜欢吃口味重的食物，如油分多的拉面，这些食物会给胃肠带来负担，延长醉酒的不适感。因此，应选择水果、加蜂蜜的牛奶、酸奶、鸡蛋等易消化且能提高肝脏功能的食品。

牛奶可强身健体，也会伤害前列腺

牛奶营养丰富，每天喝牛奶的人越来越多。但科学家研究发现，常喝牛奶的男性易患前列腺癌。前列腺癌是男性生殖系统常见的恶性肿瘤。

美国波士顿一个研究小组对20885例美国男性医师进行了长达11年的跟踪调查，这些人食用的奶制品主要包括脱脂奶、全脂奶和乳酪等，其中有1012例男性发生了前列腺癌。统计分析后发现，与每天从奶制品中摄入150毫克钙的男性相比，每天摄入600毫克钙的男性发生前列腺癌的危险上升32%。在排除了年龄、体重、吸烟、体育锻炼等影响因素后发现，每天进食奶制品2.5份以上（每份相当于240毫升牛奶）的男性与进食奶制品0.5份以下的相比，发生前列腺癌的危险上升34%。美国费城的研究人员通过近10年的流行病学调查也证实，过多食用奶制品会增加男性患前列腺癌的危险。国内也有研究发现，牛奶摄入量与前列腺癌发病率显著相关，其原因可能是某些品牌的牛奶中雌激素含量较高。

所以，为了保护前列腺，男性喝牛奶要适量，别把它当成饮料喝。另外，要特别注意营养均衡，不妨每天多吃点番茄、杏、石榴、西瓜、木瓜和葡萄等水果。

不管干姜鲜姜，能保健就是好姜

姜是助阳之品，具有加快人体新陈代谢、抗炎镇痛、兴奋人体多个系统的功能，还能调节男性前列腺的机能，治疗中老年男性前列腺疾病以及性功能障碍。因此，姜常被用于男性保健。

鲜姜具有增强食欲，延缓衰老的功能。中老年男性常会因胃寒、食欲不振导致身体虚弱，可以经常含服鲜姜片，刺激胃液分泌，促进消化。鲜姜不像干姜，没有强烈的燥性，滋润而不伤阴。每天切四五片鲜生姜，早上起来饮一杯温开水，然后将姜片放在嘴里慢慢咀嚼，让生姜的气味在口腔内散发，扩散到肠胃内和鼻孔外。

干姜可以治疗肾虚阳痿。取雄鲤鱼1尾（约500克），干姜、枸杞子各10克。取鲤鱼肚内之鱼鳔（雄鱼腹中白色果冻样物质，为雄鱼精囊腺），加入干姜、枸杞子同煎。煮开，加料酒、盐、味精适量调味即成。空腹时服食，隔日吃1次，连服5日。

《食疗本草》中记载，干姜温中散寒，健胃活血，枸杞子滋补肝肾，益精明目，可以治疗由于肾阳虚衰引起的阳痿、畏寒肢冷、腰疼、腰膝酸软、倦怠等。

不过，姜性辛温，只能在受寒情况下食用，过量食用很可能破血伤阴。如果有喉痛、喉干、大便干燥等阴虚火旺症状，则不适用。

男人年过四十，"六味"正当时

过了40岁的男人们，精就会不足，甚至耗尽。即使没有什么慢性病，每天吃两丸六味地黄丸，也可益寿养生。

中医认为，人的阴气只够供给三十年的生命，所以我们的阴气很早就亏了。那么，益寿养生，补充亏了的阴气也就顺理成章了。

营养学认为人吃的东西和自己的物种离得越远越好，也就是大家常说的四条腿的猪牛羊肉不如两条腿的鸡鸭禽肉，而两条腿的禽类又不如没腿的鱼类。

之所以这么说，主要是从食物的脂肪含量上考虑。我们说人过中年就容易发福，但这种"福"并不代表健康。所以，从这个阶段以后，尽量吃脂肪含量低的食物，人就不容易发胖了，不发胖也就少了很多并发症，如高血压、心脑血管病、糖尿病等。

现代男人过了中年，由于社会等各方面的压力，加上家庭的牵绊，身体很容易"上火"。于是神经衰弱、失眠等病症也接踵而来，更加消耗体内的阴精。

大家常说，男人过了40岁往往在性生活面前挺不起腰杆，其实就是过了40岁的男人，需要补肾壮阳。中医认为，男人过40岁以后，先天之精基本荡然无存，完全是靠后天的水谷之精来维系自己。而肾藏精，精又生髓，肾精是不虑其有余，而唯恐其不足的，所以得好好补一补。

那我们应该如何给身体补充这些不足或丧失的"精"呢？我国宋朝有位名医叫钱乙，以茯苓、泽泻、熟地、山茱萸、牡丹皮、山药这六味药组成了一个经典的补肾方，也就是我们现在的六味地黄丸。

桃红四物汤：流传千年的妇科滋阴第一方

"桃红四物汤"是一款美容妙方，但更是一款滋阴方。之所以这样说是因为，桃红四物汤是由"四物汤"发展而来，专门用来治疗妇科血症，补血活血的，而血液属阴，补血就是养阴。

"四物汤"被中医界称为"妇科养血第一方"，由当归、川芎、熟地、白芍四味药组成。熟地含有甘露醇、维生素A等成分，与当归配伍后，可使当归的主要成分阿魏酸含量增加，使当归补血活血疗效增强，能治疗女性脸色苍白、头晕目眩、月经不调、量少或闭经等症。

关于桃红四物汤的来历，还有这样一个故事。

有一个姓陈的铁匠，妻子得了很严重的病，很多人都觉得治不好了。名医朱丹溪听说后，主动找上门去。见到陈铁匠的妻子时，她躺在草席床上，脸色发黑，四肢细瘦如柴，远远望去，像鬼一样。朱丹溪见状急忙上前为其诊脉，"你妻子的脉数而涩，重取有弱的感觉，气血不足，需要用四物汤加黄连、黄芩、木通、白术、陈皮、厚朴、生姜熬汤喝，如此调养一年后就会康复"。说也神奇，服用了朱丹溪开的"桃红四物汤"后，一个眼看就要死了的人，一年后便康复了。

"妇人以血为本，血属阴，易于亏欠，非善调摄者不能保全也"。而桃红四物汤是在四物汤的基础上加上桃仁和红花研制而成，专治血虚、血瘀导致的月经过多，还能治疗先兆流产、习惯性流产，尤其对养颜健体有特别的功效。

《黄帝内经》里说：肝得到血液营养，眼睛才能看到东西（肝开窍于目）；足得到血液营养，才能正常行走；手掌得到血液营养，才能握物；手指得到血液营养，才能抓物……人体从脏腑到肢体各个层次的组织都离不开血液的营养，血液是维持人体生命活动的基本物质。

女性从来月经那天开始，就面临着血液亏损、阴精耗减的问题，在生育时更是如此。俗话说"一个孩子三桶血"，孩子在母亲的腹中是完全依靠母亲的血液喂养大的，整个孕期就是一个耗血失阴的过程。

如果说生命是烛光，那么血液就像蜡烛。当一根蜡烛的蜡油减少并耗尽时，烛光将随之变得微弱以致熄灭。人的生命也是一样，随着人体血液的消耗，生命也将枯萎。血液对人体正常的生命活动至关重要，是人生下来、活下去的保证。所以，女性朋友平时要加强营养，多吃补血食物，把滋阴补血放上到日程。

特殊时期给自己特别的护理

月经是成年女子的正常生理现象。但月经来潮期间，机体也会受到一定的影响，比如抵抗力降低，情绪容易波动、烦躁、焦虑等。因月经失血，使体内的铁元素丢失较多，尤其是月经过多者。

因此，月经期除了避免过分劳累，保持精神愉快外，在饮食方面应注意以下宜忌。

忌生冷，宜温热：祖国医学认为，血得热则行，得寒则滞。月经期如食生冷，一则伤脾胃碍消化，二则易损伤人体阳气，易生内寒，寒气凝滞，可使血运行不畅，造成经血过少，甚至痛经。即使在酷暑盛夏季节，月经期也不宜吃冰激凌及其他冷饮。饮食以温热为宜，有利于血运畅通。在冬季还可以适当吃些具有温补作用的食物，如牛肉、鸡肉、桂圆、枸杞子等。

忌酸辣，宜清淡：月经期常可使人感到非常疲劳，消化功能减弱，食欲欠佳。为保持营养的需要，饮食应以新鲜为宜。新鲜食物不仅味道鲜美，易于吸收，而且营养破坏较少，污染也小。月经期的饮食在食物制作上应以清淡易消化为主，少吃或不吃油炸、酸辣等刺激性食物，以免影响消化和辛辣刺激引起经血量过多。

荤素搭配，防止缺铁：妇女月经期一般每次失血为30～50毫升，每毫升含铁0.5毫克，也就是说每次月经要损失铁15～25毫克。铁是人体必需的元素之一，它不仅参与血红蛋白及多种重要酶的合成，而且在免疫、智力、抗衰老、能量代谢等方面都发挥重要作用。因此，月经期进补含铁丰富和有利于消化吸收的食物是十分必要的。鱼类和各种动物肝、血、瘦肉、蛋黄等食物含铁丰富,生物活性高,容易被人体吸收利用。而大豆、菠菜中富含的铁,则不易被肠胃吸收。所以,制订食谱时最好是荤素搭配,适当地多吃些动物类食品,特别是动物血,不仅含铁丰富,而且还富含优质蛋白质,是价廉物美的月经期保健食品。

总之,月经期仍应遵循平衡膳食的原则,并结合月经期特殊生理需要,供给合理膳食,注意饮食宜忌而确保健康。

这里介绍几款经期护理套餐。

早餐:薏苡仁粥 + 热牛奶

原料:薏苡仁 60 克,山药 60 克,粳米 200 克。

做法:将薏苡仁、山药、粳米洗净,加水适量,煮烂成粥。

午餐:胡萝卜炖羊肉

原料:胡萝卜 300 克,羊肉 180 克,水 1200 毫升,料酒 3 小匙,葱、姜、蒜末各 1 小匙。糖与盐各适量,香油 1/2 小匙。

做法:胡萝卜与羊肉洗净沥干,并将胡萝卜及羊肉切块备用。将羊肉放入开水余烫,捞起沥干。起油锅,放入 5 大匙沙拉油,将羊肉大火快炒至颜色转白。将胡萝卜、水及其他调味料(除香油外),一起放入锅内用大火煮开。改小火煮 1 小时后熄火,加入香油即可起锅。

晚餐:山药煲乌鸡

原料:乌鸡一只(净光鸡),山药、枸杞、生姜、盐、鸡精、食用油、清汤、料酒各适量。

做法:将乌鸡放入开水中稍煮一下捞出待用。将生姜切成片,山药去皮洗净,切成厚片,枸杞洗净待用。将乌鸡、山药、枸杞一起放入电气锅内,倒入清汤和料酒,控制器调到 20 分钟(或按汤键)。待电气锅进入保温状态,卸压后打开盖调味拌匀即可食用。

流产不要"流"走健康和容颜

一些女性认为药流等人工流产是件很简单的事,没怎么休养便又上班了。妇科医生告诫我们,这对身体的康复没有好处。因为流产对身体有一定的损伤,丢失一定量的血,加上流产过程中心理上承受的压力和肉体上的痛苦,使流产后的身体比较虚弱,有的人还会有贫血倾向。因此,适当进行补养是完全必要的。补养的时间以半月为宜,平时身体虚弱、体质差、失血多者,可酌情适当延长补养时间。

产妇(流产也属产妇范畴)在休息期间,在饮食上要注意各种营养素充分合理的供给,以利于尽快恢复体质。

1. 人工流产后的饮食原则

人工流产后仍然必须对各种食物在数量上、质量上以及相互搭配上做出合理安排,以满足机体对蛋白质、碳水化合物、脂肪、维生素、无机盐、水和纤维素的需要。为了促进人工流产后的康复,饮食调整应注重以下几点。

(1)蛋白质是抗体的重要组成成分,如摄入不足,则机体抵抗力降低。人工流产后半个月之内,蛋白质每千克体重应给1.5~2克,每日量为100~150克。因此,可多吃些鸡肉、猪瘦肉、蛋类、奶类和豆类、豆类制品等。

(2)人工流产手术后,由于身体较虚弱,常易出汗。因此补充水分应少量多次,减少水分蒸发量。汗液中排出水溶性维生素较多,尤其维生素C、维生素B_1、维生素B_2,因此,应多吃新鲜蔬菜、水果。这也有利于防止便秘。

(3)在正常饮食的基础上,适当限制脂肪。术后一星期内脂肪控制在每日80克左右。行经紊乱者,忌食刺激性食品,如辣椒、酒、醋、胡椒、姜等。这类食品均能刺激性器官充血,增加月经量。也要忌食螃蟹、田螺、河蚌等寒性食物。

2. 人工流产后怎样进行补养

流产后应重视饮食的补养,这对女性身体健康有很大的影响。流产手术者首先要保证优质蛋白质、充足的维生素和无机盐的供给,尤其是应补充足够的铁质,以预防贫血的发生。食物选择既要讲究营养,又要容易消化吸收。可供给鲜鱼、嫩鸡、鸡蛋、动物肝、动物血、瘦肉、大豆制品、乳类、大枣、莲子、新鲜水果和蔬菜。不吃或少吃油腻、生冷食物,不宜食萝卜、山楂、苦瓜、橘子等理气、活血、寒凉性食物。应多吃易于消化的食物。

3. 流产后食疗方

鸡蛋枣汤

原料:鸡蛋2个,红枣10个,红糖适量。

做法:锅内放水煮沸后打入鸡蛋卧煮,水再沸下红枣及红糖,文火煮20分钟即可。

功用解析:具有补中益气、养血的作用。适用于贫血及病后、产后气血不足的调养。

荔枝大枣汤

原料:干荔枝,干大枣各7枚。

功用解析:共加水煎服,每日1剂。具有补血生津作用。适用于妇女贫血,流产后体虚的调养。

豆浆大米粥

原料:豆浆2碗,大米50克,

做法:白糖适量。将大米淘洗净,以豆浆煮米作粥,熟后加糖调服。每日早空腹服食。

功用解析:具有调和脾胃、清热润燥作用。适用于人工流产后体虚的调养。

乳鸽枸杞汤

原料:乳鸽1只,枸杞30克,盐少许。

做法:将乳鸽去毛及内脏杂物,洗净,放入锅内加水与枸杞共炖,熟时加盐少许。吃肉饮汤,每日2次。

功用解析：具有益气、补血、理虚作用。适用于人流后体虚及病后气虚，体倦乏力，表虚自汗等症。

参芪母鸡

原料：老母鸡1只，党参50克，黄芪50克，淮山药50克，大枣50克，黄酒适量。

做法：将宰杀去毛及内脏的母鸡，加黄酒淹浸，其他四味放在鸡周围，隔水蒸熟，分数次服食。

功用解析：具有益气补血作用。适用于流产后的调补。

准妈妈的美丽健康养护

很多爱美的姑娘总是担心怀孕会破坏她娇美的体形，产生妊娠斑和黑斑以及妊娠纹，甚至脱发等。确实，我们身边有很多这样的例子，白雪公主一旦为人母，似乎就降级为了"仆妇"。这使得怀孕在一定程度上变成了一种牺牲——鱼和熊掌不可兼得。其实，也有不少聪明女子在为人妻母之后仍然保持仪人体态、娇美容颜，这也是一门学问。

在怀孕前半年，女人应做好充分的准备，这包括锻炼身体，多做按摩，坚持冷水擦浴，增强皮肤的弹性。不吃高糖，不吃含味精、咖啡因、防腐剂的食品及辛辣食物。可提前多摄入含硒、镁等微量元素的食物，如黑芝麻、麦芽、虾、动物肾、肝等含较高的硒。

镁主要来源于含叶绿素多的有色蔬菜等植物性食物。此外，小米、大麦、小麦、燕麦、豆类、坚果类、海产品等也是镁的良好来源，可防止出现类似粉刺的黑斑。每天喝点绿茶，亦可起到良好的美容作用。

怀孕后，孕妇容易产生便秘，造成心情狂躁，同时，对皮肤最直接的反应是肤色灰暗、粗糙，出现类似粉刺的黑斑。这时我们可以吃些蜂蜜，用不超过60℃的温开水冲服（而不是蜂王浆，此易引起宫缩），同时，蔬菜、水果以及维生素C不仅有助于皮肤的红润健康，还可防止孕妇小腿痉挛及酸胀之症。应多吃一些含蛋白质、维生素和矿物质高的食物。

请参照下面的一日食谱。

早餐：香蕉奶糊

原料：香蕉 6 只，鲜奶 250 克，麦片 200 克，葡萄干 100 克。

做法：将上述材料入锅用文火煮好，再加点蜂蜜调味，早晚各吃 100 克。

功用解析：常食能润肤去皱。

午餐：清蒸时鲜 + 嫩姜拌莴笋

（1）清蒸时鲜。

原料：鲜鱼 1 条（鲈鱼、黄鱼或小型鲫鱼均可），葱 5 根，姜 2 片，料酒 1 大匙，鱼露 2 大匙，猪油 1 大匙，胡椒粉少许，香油 1 大匙，沙拉油 1 大匙。

做法：①鱼洗净，在鱼背肉厚处直划一长刀口（使鱼肉易熟又不致裂开），放在抹过油的蒸盘上，淋入调味料，另铺 2 根葱、2 片姜，放入蒸笼或电锅蒸 10 分钟。②将另外 3 根葱切丝，放入冷水中浸泡，以去除辛辣味。③鱼蒸好后取出，拣出葱、姜，另将泡过的葱丝捞出，沥干，铺在鱼身上，在炒锅内烧热 1 大匙香油和 1 大匙沙拉油，淋在葱丝上即成。

功用解析：健胃止呕、化痰，增进食欲。

（2）嫩姜拌莴笋。

原料：嫩姜 50 克，莴笋 200 克，芥末仁 150 克，精盐 5 克，香油 10 克，白糖 10 克，香醋 20 克，酱油 10 克，味精 2 克。

做法：①莴笋削去皮，切成长 8 厘米、宽 4 厘米的条，加精盐拌匀腌渍 2 小时，去其苦味，取出洗净，在沸水锅中略焯，控干后，加白糖（5 克）、香醋（10 克）、味精（1 克）腌渍。②芥末仁（芥末粗老的茎，撕剔其表皮后的嫩茎）切成长 8 厘米、宽 4 厘米的长条，放在沸水锅中炸熟，加酱油（10 克）、白糖（5 克）、味精（1 克）、香醋（5 克）腌渍 2 小时。③嫩姜刮去皮，切长细丝，浸泡后，加醋 5 克腌渍半小时。④以上丝条放在一起拌匀，淋上香油即成。

功用解析：姜具有独特香味和辣味，含有蛋白质、糖、脂肪及丰富的铁等，还含有姜油酮、姜油酚及姜油醇等。姜味辛，性微温，有发表、散寒、止咳、解毒等功能，还具有引起血管扩张和中枢神经兴奋的功能，增加血液循环。

晚餐：栗子炖白菜＋兔肉红枣汤

（1）栗子炖白菜。

原料：栗子200克，白菜200克。

做法：将栗子去壳切成两半，用适量鸭汤煨熟栗子，再加入白菜及适量调味料，炖熟即可。

功用解析：栗子健脾肾，白菜补阴润燥，常食可改善阴虚所致的面色黑黄，并可以消除皮肤黑斑和黑眼圈。

（2）兔肉红枣汤。

原料：兔肉500克，红枣20～30粒。

做法：将兔肉和红枣同煮汤，加适量油、盐调味，分数次服食，连服数剂。

功用解析：兔肉有补中益气作用，兔肉含丰富的蛋白质及维生素、卵磷脂，有利于人体皮肤黏膜的健康和代谢，故有"美容肉"之称。常食可以润肤泽肌，使皮肤红润。

食物有阴阳，看它温热还是寒凉

人有体质之分，本草也有"性格"之别

我们一直在强调，无论是治病还是养生，要根据自身体质和其他具体情况辨证施治。而人有体质之分，本草也有自己不同的"性格"。我们用食物来养生，就要好好了解它们各自的性格。

《本草纲目》中记述，每种本草都会首先论述它的"性"，比如性温、性寒等。这个"性"就是它们的"性格"，有寒、凉、温、热等不同的性质。

从历代中医食疗书籍所记载的300多种常用食物分析，平性食物居多，温、热性次之，寒、凉性居后。

下面将常见食物按温热寒凉性质分类列出来（见表），供大家参考。

温热寒凉食物列表

	性平	性热	性温	性凉	性寒
谷类	大米、玉米、青稞、米糠、芝麻、黄豆、豇豆、白豆、豌豆、扁豆、蚕豆、赤小豆、黑大豆、燕麦		糯米、黑米、西谷米（西米）、高粱		粟米、小米、小麦、大麦、荞麦、薏苡仁、绿豆

续表

	性平	性热	性温	性凉	性寒
果类	李子、花红、沙果、菠萝、葡萄、橄榄、葵花子、香榧子、南瓜子、芡实、鸡头果、莲子、椰子汁、柏子仁、花生、白果、榛子、山楂、板栗		桃子、杏子、大枣、荔枝、桂圆肉、佛手柑、柠檬、金橘、杨梅、石榴、木瓜、槟榔、松子仁、核桃仁、樱桃	苹果、梨、芦柑、橙子、草莓、芒果、枇杷、罗汉果、菱角、莲子心、百合	柿子、柿饼、柚子、香蕉、桑葚、阳桃、无花果、猕猴桃、甘蔗、西瓜、甜瓜、香瓜
肉类	猪肉、猪心、猪肾、猪肝、鸡蛋、鹅肉、驴肉、野猪肉、刺猬肉、鸽肉、鹌鹑、蛇肉、蝗虫、甲鱼、龟肉、干贝、泥鳅、鳗鱼、鲫鱼、青鱼、黄鱼、乌贼、鱼翅、鲈鱼、银鱼、鲥鱼、鲤鱼、鲳鱼、鲑鱼、鲨鱼、橡皮鱼		黄牛肉、牛肚、牛髓、狗肉、猫肉、羊肉、羊肚、羊骨、羊髓、鸡肉、乌骨鸡、麻雀、野鸡肉、鹿肉、熊掌、蛤蚧、獐肉、鹿肉、蚕蛹、羊奶、海马、海龙、虾、蚶子、毛蚶、淡菜、水菜、鲢鱼、带鱼、鳊鱼、鲶鱼、刀鱼、鲩鱼、鳟鱼、黄鳝、大头鱼	水牛肉、鸭肉、兔肉、马奶、蛙肉（田鸡）、鲍鱼	鸭蛋、马肉、水獭肉、螃蟹、海螃蟹、蛤蜊、沙蛤、海蛤、文蛤、牡蛎肉、蜗牛、蚯蚓、田螺、螺蛳、蚌肉、蚬肉、河蚬、乌鱼、章鱼

续表

	性平	性热	性温	性凉	性寒
蔬菜类	山药、萝卜、胡萝卜、包菜、茼蒿、大头菜、青菜、母鸡头、豆豉、土豆、芋头、生姜、海蜇、香菇、平菇、猴头菇、葫芦	辣椒	葱、大蒜、韭菜、香菜、雪里红、洋葱、香椿、南瓜	西红柿、旱芹、水芹、茄子、油菜、茎蓝、茭白、苋菜、马兰头、菊花脑、菠菜、金针菜、黄花菜、莴苣、莴笋、花菜、枸杞头、芦蒿、藕、冬瓜、地瓜、丝瓜、黄瓜、海芹菜、裙带菜、蘑菇、金针菇	慈姑、马齿苋、蕹菜、空心菜、木耳菜、西洋菜、莼菜、发菜（龙须菜）、蕺菜、竹笋、瓠子、菜瓜、海带、紫菜、海藻、地耳、草菇、苦瓜、荸荠
其他	白糖、冰糖、豆浆、灵芝、燕窝、玉米须、黄精、天麻、党参、茯苓、干草、鸡内金、酸枣仁、菜油、麻油、花生油、豆油、饴糖、麦芽糖、阿胶	胡椒、肉桂	生姜、砂仁、花椒、紫苏、小茴香、丁香、八角茴香、酒、醋、红茶、石碱、咖啡、红糖、桂花、松花粉、冬虫夏草、紫河车胎盘、川芎、黄芪、太子参、人参、当归、肉苁蓉、杜仲、白术、何首乌	绿茶、蜂蜜、蜂王浆、啤酒花、槐花（槐米）、菊花、薄荷、胖大海、白芍、沙参、西洋参、决明子	酱油、面酱、盐、金银花、苦瓜茶、苦丁茶、茅草根、芦根、白矾

你的口味反映着身体的需要

准妈妈小苏最近特别爱吃酸的东西，陈皮、话梅这些酸味的零食买了一大堆。丈夫看到大啖大嚼的妻子，就开玩笑说："你真是越来越馋了。"

小苏还没来得及反驳，婆婆就站出来帮她说话了："她怀孕了，爱吃酸是身体的需要。我当年怀你的时候比小苏还能吃酸呢。"

为什么怀孕的女人都爱吃酸呢？这是因为怀孕之后，为了保证胎儿的营养，她的血都去养胎了，这就会造成自身肝阴不足。而肝主藏血，酸入肝，所以这时候孕妇就特别想吃酸的。

其实，人的口味反映了身体的需要。当五脏六腑需要补的时候，就会促使人产生吃这些东西的想法。食物有酸、甜、苦、辣、咸五种性味，和五脏有一定的关系。

《本草纲目》中提到，酸入肝、甘入脾、苦入心、辣入肺、咸入肾，不同味道的食物进入身体会调补不同的脏腑。换句话说就是，当你口味出现改变的时候，其实就反映了你身体的状况。

除了准妈妈们喜欢吃酸，很多小孩子都喜欢吃甜的东西。"甘入脾"，甜味的东西走脾胃，孩子爱吃糖就很可能是脾虚的象。小孩子们大多爱流口水，这也是因为脾虚。还有的人口味特别重，爱吃咸的东西，中医讲咸味是入肾的，爱吃咸的东西说明这个人已经伤了元气，这时一定要注意补元气。

所以说，当你自己特别想吃某个东西的时候，中医的原则是想吃的东西就可以吃，因为它反映着你自己身体的需要。那么，是不是小孩子爱吃糖，做父母的就任由他吃，喜欢吃咸的、辣的人也随着自己的性子呢？

当然不是这样，我们主张想吃啥就吃啥，但凡事以不过为度，口味也是这样，不能吃得过甜、过咸、过辣等。因为小孩子吃糖过多，会生蛀牙；盐可以调节人的元气和肾精，吃的味道太重，会耗元气。爱吃就吃，但一定要有节制，这才是正确的饮食之道。

热性食物会助长干燥，所以要巧吃

现代人口味很重，很多人喜欢调味料放得特别足的食物，油炸、麻辣食品是很多人的最爱。大三女生小张就最喜欢吃学校附近小摊上的麻辣鸡翅。这家的鸡翅味道特别重，葱、姜、蒜、八角、茴香等放得特别多，很符合大学生的口味。

这年秋天，小张觉得特别干燥，经常口干舌燥、皮肤脱屑，嘴唇干枯起皮，还时不时地便秘。她只得去看医生，医生询问了她的生活习惯，发现小张基本上每天都要光顾这家小店吃麻辣鸡翅，于是告诉她，让她"干燥不堪"的元凶就是麻辣鸡翅这类热性食物。

原来，热性食物本来就会助长干燥，而到了秋天，赶上"秋燥"，情况就会更严重。如此下来就会伤阴。调理的方法就要从饮食上着手，少吃辛辣、煎炸的热性食物，多喝白开水，并且吃一些养阴、生津、润燥的食物。

《本草纲目》里说，银耳性平无毒，既有补脾开胃的功效，又有益气清肠的作用，还可以滋阴润肺。百合甘寒质润，善养阴润燥。二者同煮粥食用，是对抗秋燥的最好膳食。将银耳、百合、粳米洗净放入锅中，加清水适量，用文火煮熟。可以加入适量冰糖。每日一次。

小张吃了一段时间百合银耳粥，发现秋燥的症状开始减轻，尤其是嘴唇不像原来那样喜欢起死皮了。同时，她也戒掉了原来顿顿不离的麻辣鸡翅，毕竟还是健康最重要啊！

血虚怕冷，气虚怕饿——胖子也要"补身体"

也许大家看到这个标题会觉得可笑，生活中多少体重超标的人想尽办法减肥，减少食量，连正常三餐都不愿意多吃，哪里还能补呢？其实这个观点有偏颇之处，大多数肥胖者最需要的其实是补，尤其是那些真正的肥胖症患者。

人体内脂肪积聚过多，体重超过标准体重的20%以上，就称为肥胖症。肥胖之人脂肪多，就像穿了一件"大皮袄"，不容易散热，夏天多汗，容易中暑和长痱子。由于体重增加，足弓消失，容易成为扁平足。即便走路不多，也容易出现腰酸、腿痛、脚掌和脚后跟痛等症状。

肥胖的人在活动后还很容易出现心慌、气短、疲乏、多汗，所以人们常常用"虚胖"来形容胖。虚胖就不是健康的状态，这个虚只能用补来解决。

有句话叫"血虚怕冷，气虚怕饿"。血少的人容易发冷，而气虚的人容易饿，总想着吃。针对这种食欲旺盛的情况，最好的方法就是补气。

熟知《本草纲目》的人都知道，其中最推崇的补气本草之一就是黄芪。黄芪性温，最能益气壮骨，被称为"补药之长"。用十几片黄芪泡水喝，每晚少吃饭，用 10 颗桂圆、10 枚红枣（这个红枣是炒黑的枣）煮水泡上喝，不至于因为晚上吃得少了而感到饿，同时红枣和桂圆又补了气血。另外，平时要多吃海虾，这也是补气、补肾最好的方法。当把气补足后，就会发现饭量能很好地控制了，不会总觉得饿了。坚持一段时间，体重就会逐渐下降。

对于那些吃得少，也不容易饿的胖人来说，发胖是因为血虚。平时要多吃鳝鱼、黑米粥、海虾和牛肉。气血补足了，肥胖的赘肉自然就消失了。

另外，用按摩的方法也可以减肥。

每天早上醒来后将手臂内侧的肺经来回慢慢搓 100 下，再搓大腿上的胃经和脾经各 50 下，能有效地促进胃肠道的消化、吸收功能，并能促进排便，及时排出身体内的毒素与废物。

中午的时候搓手臂内侧的心经，慢慢来回上下地搓 100 次，然后再在腰部肾腧穴搓 100 下，因为中午是阳气最旺盛的时候，这时是补肾、强肾的最好时机。

晚上临睡前在手臂外侧中间的三焦经上来回搓 100 下，能有效地缓解全身各个脏器的疲劳，使睡眠质量提高，好的睡眠也是人体补血的关键。

所以，虚胖的人不妨试试用补的方法来减肥，在控制食量的基础上，吃那些对症的食物，平时再辅之以按摩和运动，坚持下去，既减轻体重，又保持健康。

过敏体质的人,别让寒性食物伤了你

《本草纲目》里说,寒性食物有助于清火、解毒,可用来辅助治疗火热病症。所以,面红目赤、狂躁妄动、颈项强直、口舌糜烂、牙龈肿痛、口干渴、喜冷饮、小便短赤、大便燥结、舌红苔黄、脉数等实火病症,都可以选用一些寒性食物,有助于清火祛病。

我们都知道,脾胃虚弱的人不宜多食寒性食物。其实,还有一种人群也不适合寒性食物,那就是过敏性体质的人。李先生有过敏性鼻炎,他的一个老朋友从外地给他带了一箱猕猴桃,他多吃了一些。结果早上一起床,不停打喷嚏及流鼻水,浑身不适,鼻炎发作。而让他犯病的原因,就是他吃的那些猕猴桃。

《本草纲目》记载,猕猴桃性味甘酸而寒,是典型的寒性食物。中医曾经做过一个寒性食物对过敏性体质者的影响的研究。

通过对197名患者的观察,发现凉寒性食物吃太多的人,体内过敏免疫球蛋白数值都会比较高,鼻炎状况也相对比较严重。由此说明,过敏性体质要慎用寒性食物。

《本草纲目》中常见的寒性食物有苦瓜、番茄、荸荠、菱肉、百合、藕、竹笋、鱼腥草、马齿苋、蕨菜、荠菜、香椿、莼菜、黑鱼、鲤鱼、河蟹、泥螺、海带、紫菜、田螺、河蚌、蛤蜊、桑葚、甘蔗、梨、西瓜、柿子、香蕉等。如果你是过敏性鼻炎患者,或者属于过敏性体质,经常出现一些过敏性反应,就一定要少吃或者忌吃这些寒性食物。

过敏性体质者想改善体质,可以多吃鸡肉等温补类食物。水果如龙眼、荔枝等,都对过敏性鼻炎患者有滋补功效。

滋阴养血,本草养颜的根本

补血,女人一生的必修课

对于人体来说,血液是生命之海。人体从脏腑到肢体,各个组织都离不开血液的营养,血液是维持人体生命活动的基本物质。而血液对于女人来说，更犹如蜡烛的蜡油与烛光，当一根蜡烛的蜡油减少并耗尽时，烛光也将随之变得微弱，以至熄灭。

女人从来月经那一天起，就面临着失血的问题，在生育时更是如此。女人以血为养，如果不注意补血，就会像枯萎的花儿一样，黯然失色，失去生机和活力，有时还会产生头晕、心悸、健忘、失眠、目视不明、面色无华、舌淡、脉虚等症。

中医认为，血液内养脏腑，外表皮毛筋骨。女性若要追求靓丽面容、窈窕身材，就必须要重视养血。养血要注意以下几个方面。

1. 神养

心情愉快，保持乐观的情绪，不仅可以增进机体的免疫力，而且有利于身心健康，同时还能促进骨髓造血功能旺盛起来，使皮肤红润，面色有光泽。

2. 睡养

充足睡眠能使你有充沛的精力和体力，养成健康的生活方式，不熬夜，不偏食，戒烟限酒，不在月经期或产褥期等特殊生理阶段同房等。

3. 动养

经常参加体育锻炼，特别是生育过的女性，更要经常参加一些体育锻炼和户外活动，每天至少半小时。如跳健美操、跑步、散步、打球、游泳、跳舞等，可增强体力和造血功能。

4. 食养

这是关于补血最关键的一点，也是历史悠久的滋养方式。因为胃经主血，只要能吃，食物的精华就能转变为血。中国古代有句俗语，"能吃是福"，只要能好好地吃饭，正常地消化，就是最好的补血方法。所以，真正的补血原则应该是先补脾胃，脾胃气足了，消化吸收能力才能增强，这样整个身体就能强壮起来。

《本草纲目》中所列出的诸多食材药材均具备不同的补养功效，其中也不乏补血滋阴的。如动物肝脏、肾脏、血、鱼虾、蛋类、豆制品、黑木耳、黑芝麻、红枣、花生以及新鲜的蔬果等。这些食品可以为我们的身体提供优质的蛋白质、必需的微量元素（铁、铜等）、叶酸和维生素等营养物质。尤其是女性朋友，在不同的时期应当对食物有所选择。比如，女人在月经期间，尤其是失血过多时会使血液的主要成分如血浆蛋白、钾、铁、钙、镁等流失。因此，在月经结束后1~5日内，应补充蛋白质、矿物质及补血的食品，如牛奶、鸡蛋、鹌鹑蛋、牛肉、羊肉、菠菜、樱桃、桂圆肉、荔枝肉、胡萝卜等，既有美容作用，又有补血、活血作用。此外，女性平时还应补充一些有利于"经水之行"的食品，如鸡肉、红枣、豆腐皮、苹果、薏苡仁、红糖等温补食品。

5. 药养

贫血者应进补养血药膳。可用党参15克、红枣15枚，煎汤代茶饮；也可用首乌20克、枸杞子20克、粳米60克、红枣15枚、红糖适量煮粥，亦有补血养血的功效。除此之外，还有很多补血的药膳，我们会在后面详细介绍。

以上这些注意事项对大家只是一个大概的提醒，因为滋阴养血、美容养颜最重要的还是有一个关心身体、爱护身体的健康观念。有了健康、科学的养生理念，我们自然会在生活的方方面面中注意对自己身体的调养，这样美丽就会不请自来了。

一碗红糖桃花粥，颜面有光泽

我们知道，气血的调养对女性来说十分重要。血液内养脏腑，对于维持人体各脏腑器官的正常机能活动具有重要意义。女性因自身特殊的生理原因，有耗血多的特点，若不善加养血，呵护脏腑，就容易出现面色萎黄、唇甲苍白、头晕眼花、乏力气急等血虚症。严重贫血者还容易产生皱纹、白发、脱牙、步履蹒跚等早衰症状。

另外，血液也外表于皮毛筋骨。气血充足才能皮肤红润，面色也才有光泽。所以中医一直认为：调经理血养血，才是养颜之本。爱美的女性若是要追求靓丽面容、窈窕身材，就必须要重视养血。

中医还认为，"气为血率、血为气母"，气和血的关系是十分密切的，血常常会受到气的影响，因此气、血两虚常常"结伴而来"。所以要想面色红润、精神焕发、美丽动人，就一定要将气虚、血虚通通赶跑才行。

下面我们就来介绍两种补气血的最佳食物。

首先是桃花。

古往今来，文人墨客对桃花的吟咏赞叹层出不穷，还留下了不少佳话。《诗经》中就有"桃之夭夭，灼灼其华"的佳句；《史记》中也有"桃李不言，下自成蹊"的哲思。阳春三月，当一片片粉红的桃花迎风盛开时，那种美丽令整个春天都变得明媚动人起来。爱美的你是否也想拥有这份美丽动人呢？

其实，桃花不仅可供人观赏，还可以入药。我们形容别人面色红润时常用"面若桃花"这样的比喻，其实，桃花本身就是可以让人面若桃花。据《神农本草经》记载，桃花能"令人好颜色"，现代药理研究也表明，从桃花中提取的植物激素，有抑制血凝、促进末梢血液循环的特殊作用。以桃花泡茶或者将之研末调蜜制成蜜丸，都有食之使人体散发桃花香气的神奇功效。

其次是红糖。

红糖和白糖都源自于甘蔗的茎汁，但两者的功效截然不同。白糖味甘、性凉，具有润肺生津的功效；而红糖性温，重在养血暖中。同时，红糖在养血之外还有一定的活血功效，所以适用于妇女产后恶露不净、口干呕吐、月经不调及宫寒痛经等症。另外，红糖中还含有一定量的维生素 B_2、胡萝卜素和烟酸，这些都是白糖所不具备的。红糖中的葡萄糖含量也很丰富，容易被人体消化吸收，服用红糖水 3~5 分钟后，人就会感到温暖起来。

下面为大家推荐的正是由桃花和红糖组成的活血、养血美食。

红糖桃花粥

原料：准备桃花（干品）2 克，粳米 100 克，红糖 30 克。

做法：将桃花置于砂锅中，用水浸泡 30 分钟，加入粳米，文火煨粥，粥成时加入红糖，拌匀。每日 1 剂，早餐 1 次趁温热食用，每 5 剂为一疗程，间隔 5 日后可服用下一疗程。

功用解析：此粥既有美容作用，又可以活血化瘀，适用于血瘀，表现为脸色黯黑、月经中有血块、舌有紫斑、大便长期干结等症者。但不宜久服，且月经期间应暂停服用，月经量过多者忌服。

做此粥时，当我们看着美丽的花瓣在雪白的米粥中翻滚，是不是有一种"花不醉人人自醉"的感觉呢？其实，只要我们在平日里多注意对经期的呵护和对气血的养护，自然也能拥有明媚如桃花般的美丽容颜。

桑葚：滋阴补血的民间佳品

从滋阴补血的角度说，桑葚与其他水果相比更具效用。早在2000多年前，桑葚就已经是中国皇帝御用的补品。因桑树特殊的生长环境，使桑葚具有天然生长、无任何污染等特点，所以桑葚历来被称为"民间圣果"。其营养价值是苹果的5～6倍，是葡萄的4倍，具有多种功效，被现代医学界誉为"21世纪的最佳保健果品"。

中医认为，桑葚性寒，味甘，具有滋阴补血、补肝益肾、生津止渴的功效。《本草纲目》中也说："桑葚者，桑之精华所结也。凉血、补血、益阴之药无疑矣。"它对改善皮肤血液供应，营养肌肤，使皮肤白嫩等都有不错的效果，并能在一定程度上延缓衰老，所以历来被视为健体美颜、抗衰老的佳果与良药。而对阴虚贫血的女性来说，桑葚既可以滋补身体，又可以美容养颜，实在是不二的选择。

现代医学研究也表明，桑葚含铁量较高，而且含有较多的维生素C，因此它不仅是妇女产后血虚体弱的补血佳品，而且对缺铁性贫血所致的皮肤发黄、面色憔悴等也有较理想的治疗作用。

另外，常食桑葚可以明目，可缓解眼睛的疲劳干涩；桑葚还具有免疫促进作用，可防止人体动脉硬化、骨骼关节硬化，促进新陈代谢，治疗久病体虚、肝肾阴亏、腰膝酸软、目眩耳鸣、须发早白、关节不利、肠燥便秘、潮热遗精与烦渴不止等病症。

桑葚有黑、白两种，其中紫黑色者为补益上品。桑葚鲜品以个大、肉厚、味甜为佳；其干品味道甜酸，颇似葡萄。桑葚可以直接食用，也可与其他食物搭配食用。

这里就为大家介绍两款桑葚的配搭美食。

1. 桑葚蜂蜜饮

原料：桑葚100克，蜂蜜适量。

做法：将桑葚洗净，放入锅中，加水1500毫升，用小火煎煮1小时，滤渣取汁后继续煎煮5分钟，然后加入蜂蜜煮沸即可。

功用解析：此饮可补肝益肾，滋补强壮，适用于两眼昏花、肺燥咳嗽、肠燥便秘、热渴、须发早白等症。

2. 桑葚葡萄粥

原料：桑葚、白糖各30克，葡萄干10克，薏仁20克，粳米50克。

做法：将桑葚、薏仁洗净，用冷水浸泡数小时；淘洗净粳米，置砂锅中，加桑葚、薏仁及水，加葡萄干，先用旺火煮开，再改用小火熬，米烂粥熟时加入白糖拌匀。每日1剂，早晚各1次。

功用解析：此粥可滋阴补肾，健脾利湿，丰肌泽肤。尤其适合身体虚弱消瘦而皮肤皱纹多、不光泽的女性朋友食用。

需要注意的是，桑葚虽好，但不宜过量食用，因为桑葚中含有溶血性过敏物质及透明质酸，过量食用后容易发生溶血性肠炎。

此外，桑葚性寒，脾胃虚寒、便溏、腹泻者忌食；桑葚含糖量高，糖尿病人也应忌食；未成熟的桑葚含有氢氰酸，有剧毒，不可食；还有，少儿和孕妇皆不宜多食。

五加皮猪肝，补气养血效果好

唐代崔护有一首著名的抒情诗叫《人面桃花》，诗中写道："去年今日此门中，人面桃花相映红。人面不知何处去，桃花依旧笑春风。"我们走在街上，常常也会看见一些满面春风的美女，她们自然是惹众人青睐的，说她们是人面桃花一点也不为过，但她们究竟有什么秘诀，才保养出这么一副可人的容颜呢？

答案就是滋阴养血。要想拥有这样一副桃花般的美丽容颜，关键还是在于在日常生活饮食里多加一些补血养血的食物。

五加皮就是一种上好的美容药材，它含有刺五加苷和多糖等丰富的营养成分，这些营养物质有活血散瘀、促进血液循环、加强新陈代谢等作用。《本草纲目》讲到：五加皮不仅可以单用，还能与其他中药配伍起到补气养血、抗皱美肤、轻身延年的功效。此外，五加皮酒很早之前就被用作贡酒了，关于它的配制有一段优美的传说。

传说，东海龙王的五公主佳婢下凡到人间，与凡人致中和相爱。因生活艰难，五公主提出要酿造一种既健身又治病的酒来维持生计，致中和感到为难。五公主让致中和按她的方法酿造，并按一定的比例投放中药。在投放中药时，五公主唱出一首歌："一味当归补心血，去瘀化湿用姜黄。甘松醒脾能除恶，散滞和胃广木香。薄荷性凉清头目，木瓜舒络精神爽。独活山楂镇湿邪，风寒顽痹屈能张。五加树皮有奇香，滋补肝肾筋骨壮，调和诸药添甘草，桂枝玉竹不能忘。凑足地支十二数，增增减减皆妙方。"原来这歌中含有十二种中药，便是五加皮酒的配方。五公主为了避嫌，将酒取名"致中和五加皮酒"。据《神农本草经》记载，"鲁定公母单服五加皮酒，以致不死"。

近代医学研究也证明五加皮的作用特点与人参基本相同，具有调节机体紊乱，使之趋于正常的功能。它还有良好的抗疲劳作用，这点较人参更为显著，并能明显地提高耐缺氧能力。

这里就为大家推荐一款美味的五味子。

五加皮炖猪肝

原料：五味子15克，五加皮60克，猪肝250克，猪肉150克，猪脊骨200克，红枣4颗，生姜3片，盐适量。

做法：先将五味子、五加皮洗净，猪肝、猪肉切片或块，猪脊骨敲裂；红枣去核；然后将所有材料（盐除外）一起放进炖盅内，加入冷开水1500毫升，加盖隔水炖3小时即可。饮用时再放盐。

功用解析：五味子具有益气、滋肾温精、生津止渴的功效；五加皮具有祛风除湿、强筋壮骨、活血祛瘀、利水消肿的作用。二者同用，使此汤具有养血祛风、舒筋通络、养血补血、养肝明目的作用。

需要注意的是，五味子酸湿收敛，凡外有表邪，内有湿热及痧疹初发者均忌服；而对于五加皮，阴虚火旺者慎服。

荷花,活血化瘀驻容颜

说到滋养容颜,不少女性会想到花草。从花草中提取美容精华是自古就有的。经过反复的实践,人们发现,很多花草都具有美容功效。这其中,以荷花最为出众。

荷花,又名莲花、水芙蓉等,其出污泥而不染的品格一直为世人所称颂。有诗云:"身处污泥未染泥,白茎埋地没人知。生机红绿清澄里,不待风来香满池。"就是在赞美荷花这种高贵品质。荷花特有的清香气味还具有消暑、提神的作用。清代曹寅曾有诗云:"一片秋云一点霞,十分荷叶五分花。湖边不用关门睡,夜夜凉风香满家。"酷暑难当,惹得人心烦意乱时,不妨移步荷花塘畔,欣赏荷花那婀娜的身姿,感受那缕缕荷香,定会有心旷神怡的感觉。

在国外,荷花也是广受欢迎的养生花卉。泰国是一个信奉佛教的国家,所以荷花在泰国人看来是圣花。泰国的许多孕妇都会用供奉过神灵的荷花花瓣来泡茶喝,她们相信神灵能保佑腹中的胎儿健康平安,同时能降低妊娠反应对自己的困扰。

其实,荷花不仅可供人们欣赏、吟诵,它还可以被用来帮助女性"逆转时光"、留住容颜。不少医药古籍中都载有对荷花养颜功效的描写,《本草纲目》中便称荷花能"镇心安神,养颜轻身"。而古方"仙莲丸"就是以荷花、莲藕、莲子为材料制成的,常服能"悦色、延年、不老"。由此可见,荷花的养颜功效确实非同一般。下面就让我们来详细了解一下神奇的荷花。

荷花之所以能留住青春,首先得归功于它所具有的活血化瘀之功效。我们常说某人气色很好,其实那是指其体内的血流运行通畅,面部血液供应较充足,所以肌肤红润而有光泽。前面我们也提到过,许多女性在月经期间出现的月经失调、痛经、面色晦暗等状况其实都与气血运行失常、瘀滞于子宫有关。因此用活血化瘀的荷花来促进血液的流通,化去体内的瘀滞之物,自然能达到美肤养颜的效果。

当然,养颜只是荷花众多功效里的一个方面,荷花在治病健身方面也有自己的建树。《滇南本草》中就有将荷花用于治疗妇人血逆昏迷等症的记载。这是古人对于荷花治病健身功效的收获。

现代人使用荷花的方法也有很多。荷花多用于外用。比如，较为常见的是用新鲜的荷花瓣捣碎外敷可治疗疮疖。内服方面，用阴干的荷花花瓣泡茶喝可以消暑，或用温酒送服干花瓣来活血养颜。

其实，荷花全身都是宝，均可入药。除了花之外，荷叶清暑利湿、升阳止血、减肥瘦身；藕节也有解热毒、止血散瘀之功效。正因如此，荷花的食用方法也十分丰富。荷叶、荷花、莲蕊等是人们喜爱的食品。莲子是高级滋补品。莲藕是最佳的蔬菜和蜜饯果品。传统膳食有莲子粥、莲房脯、莲子粉、藕片夹肉、荷叶蒸肉、荷叶粥等。这里就为大家介绍一款美味养颜的食物。

荷叶荔枝鸭

原料：鸭子1只，荔枝250克，瘦猪肉100克，熟火腿25克，鲜荷花1朵，料酒、细葱、生姜、味精、精盐、清汤各适量。

做法：先将鸭子宰杀后，除尽毛，剁去嘴、脚爪，从背部剖开，清除内脏，放入沸水锅中汆一下，捞出洗净备用；将荷叶洗净，掰下花瓣叠好，剪齐两端，放开水中汆一下捞出；荔枝切成两半，去掉壳和核；将火腿切成丁，猪肉洗净切成小块；生姜、细葱洗净后，姜切片，葱切节。取蒸盆一个，依次放入火腿、猪肉、鸭、葱、姜、精盐、料酒，再加入适量开水，上笼蒸至烂熟，去掉姜、葱，撇去汤中油泡沫，再加入荔枝肉、荷花、清汤，稍蒸片刻即成。

功用解析：此菜可滋阴养血、益气健脾、利水消肿，适用于阴血亏虚、气阴两虚所致的神疲气短、形体消瘦、烦热口渴、骨蒸劳热、午后低烧、不思饮食、消化不良、干呕呃逆、干咳少痰、小便不利、肢体水肿、贫血等症。需要注意的是，大便燥结者忌服莲子；小便不利者忌服莲须；莲叶、莲须等忌铁器。

白茯苓，祛斑增白清热利湿

很多女人过了30岁后，就发现自己的两颊"飞"上了"蝴蝶"——黑色、褐色的斑点密布脸颊，看起来就像蝴蝶的翅膀，这也就是我们经常提到的黄褐斑，也被称为蝴蝶斑。一个爱美的女性，要想拥有美丽的容颜，自然要除掉这些斑。

一般来说，容易长斑的人，饮食上应注意多食用一些富含维生素C、维生素A、维生素E的食物，这些食物包括香菜、油菜、柿子椒、苋菜、芹菜、白萝卜、黄豆、豌豆、鲜枣、芒果、刺梨、杏、牛奶等。同时还要少喝含有色素的饮料，如浓茶、咖啡等，因为这些饮料都可能增加皮肤色素沉着，让斑点问题越来越严重。

除此之外，大家也可以试试神奇的白茯苓。《本草纲目》等许多古代医学典籍上都提到过白茯苓的美容功效。《本草品汇精要》中说道："白茯苓为末，合蜜和，敷面上疗面疮及产妇黑疱如雀卵。"可见我们的祖先很早前就发现了白茯苓治斑的奇效。

白茯苓味甘、淡；性平；归心、脾、肺、肾经，有渗湿利水、健脾和胃、宁心安神等功效，可用于小便不利、水肿胀满、痰饮咳逆、呕吐、脾虚食少、心悸不安、失眠健忘等症。当然，对女性朋友来说，白茯苓祛斑增白、润泽皮肤、固齿乌发、延年益寿的功效才是让女性趋之若鹜的主要原因。

这里就为大家推荐两款祛黑增白的白茯苓面膜。

1. 茯苓蜂蜜面膜

原料：白茯苓粉15克，白蜂蜜30克。

做法：将蜂蜜与茯苓粉调成糊状即成。晚上睡前敷脸，翌晨用清水洗去即可。

功用解析：茯苓能化解黑斑瘢痕，与蜂蜜搭配使用，既能营养肌肤又能淡化色素斑。所以制成面膜有营养肌肤，消除老年斑黄褐斑的功效。

2. 三白面膜

原料：白芷粉1茶匙，白茯苓2茶匙，白芨1茶匙，芦荟鲜汁、蜂蜜或牛奶适量。

做法：将以上三种粉混合，冬天加蜂蜜适量调和，如果感觉黏就加几滴牛奶；夏天或是油性皮肤就只加牛奶适量调和。每次20~30分钟。

功用解析：此面膜具有柔嫩肌肤、美白润泽之功效。

需要提醒大家的是，面膜这样的外敷手段并不能从根本上祛斑增白,要想拥有白皙动人的容颜,最重要的还是对内里的调整。所以除了将白茯苓制成面膜外敷,我们更应该挖掘它对我们脏腑的调理功效,有一款著名的中药方剂叫"白茯苓丸",具有滋阴清热的功效,对调理身体来说是一个不错的选择。

白茯苓丸是由茯苓、花粉、黄连、萆薢、人参、玄参、熟地黄、覆盆子、蛇床子、石斛、鸡肫皮质组成,以磁石煎汤送服,具有补肾生津,清热利湿的功效,可用于治疗肾消症状。

方中茯苓、萆薢皆有清利湿热的功效,为方中君药。熟地滋阴补肾,玄参滋阴清热,黄连清泻胃热,石斛益胃生津,为臣药。覆盆子、蛇床子益肾固精,人参健脾益气,花粉生津止渴,鸡内金健运脾胃,为佐药。用磁石煎汤送服,取其色黑入肾,补肾益精,为佐使药。诸药合用,可补肾生津,清热利湿。又因本方以白茯苓为主药,故名"白茯苓丸"。

需要注意的是,白茯苓作为一款中草药,其用法用量均应谨遵专业医师的建议,不可自己随意尝试;虚寒精滑或气虚下陷者忌服白茯苓;凡服用白茯苓者,忌食米醋;白茯苓表面有赤色筋应去除,否则会损人眼目。

"圣药"阿胶是女人补血的良药

对于阿胶,可能大部分人都有所耳闻,知道它是一种女性的补品。但到底什么是阿胶呢?不熟悉本草药剂的人可能觉得阿胶是某种植物,实际上阿胶是驴皮经煎煮浓缩制成的固体胶质。阿胶在中医药学上已经有两千多年的历史了,其实最早制作阿胶的原料不是驴皮而是牛皮,《神农本草经》中就记载:"煮牛皮作之。"由于阿胶在滋补和药用方面的神奇功效,因而受到历代帝王的青睐,将其列为贡品之一,故有"贡阿胶"之称。

关于阿胶的由来,还有这样一个传说故事。

从前,有一对夫妻,阿铭和阿娇,他们的日子过得还算富裕。阿娇分娩后气血损失过多,身体特别虚弱,阿铭听说驴肉的营养特别丰富,就宰杀了一头驴给阿娇补养身体。可是驴肉的香味把煮肉的伙计吸引住了,他们一拥而上把驴肉吃光了。因为没有办法交差,所以他们便把驴皮放入锅中煮了半天，凉了之后凝结成了胶块。阿铭拿给阿娇吃后，阿娇变得脸色红润、气血充沛，不过几日，身体便奇迹般地恢复了。后来，有一分吃驴肉的伙计的妻子分娩后也患上了和阿娇相似的疾病，那个伙计以同样的方法让妻子进食驴胶，结果身体也很快恢复了。从此，阿娇和阿铭就以出售驴胶为生，生意十分红火。

据《本草纲目》记载，阿胶味甘，性平；归肺、肝、肾经。能够补血、止血、滋阴润燥。可用于血虚萎黄，眩晕，心悸等，为补血佳品。尤其是对女性的一些病症，如月经不调、经血不断、妊娠下血等，阿胶都有很好的滋阴补血之功。因此，如果你是阴虚体质，不妨试一试阿胶。

阿胶的养颜之功其实也就根基于它的补血之功，女性气血充足，表现在容貌上，才能面若桃花、莹润有光泽。但是当今社会节奏的加快，竞争压力的加剧，使得很多女性过早地出现月经不调、痛经、肌肤暗淡无光、脸上长色斑等迹象。只有从内部调理开始，通过补血理气，调整营养平衡，才能塑造靓丽女人。而补血理血的首选就是阿胶，因为阿胶能从根本上解决气血不足的问题，同时改善血红细胞的新陈代谢，加强真皮细胞的保水功能，实现女人自内而外的美丽。

唐代诗人白居易在《长恨歌》中有："春寒赐浴华清池，温泉水滑洗凝脂。"的名句，其中的"凝脂"就是形容杨贵妃的皮肤非常细嫩光滑。那杨贵妃是如何拥有令众多女性羡慕，甚至是嫉妒的肌肤呢？白居易说她是"天生丽质难自弃"，有人却一语道破天机："暗服阿胶不肯道，却说生来为君容"，说的是为了皮肤细腻光滑，杨贵妃每天都吃阿胶。阿胶的养颜功效可见一斑。下面就为大家介绍一款养阴补阴、养颜养肤的阿胶粥。

阿胶粥

原料：阿胶 30 克，糯米 30~50 克。

做法：将阿胶捣碎，炒，令黄炎止，然后将糯米熬成粥；临熟时将阿胶末倒入搅匀即可，晨起或晚睡前食用。

功用解析：此粥可养颜、嫩肤、止血、安胎。

不过，要注意，我们在使用阿胶时，不要服用刚熬制的新阿胶，而是应该在阴干处放三年方可食用；要在确认阿胶是真品后才可食用，以防服用以假乱真的阿胶引起身体不适。

黄芪鸡汁粥，告别贫血红润女人

对大部分女性来说，身体健康有活力、身材苗条、肤色红润是她们一生的梦想。但现实生活中，由于种种原因，导致女性很难实现这个梦想，其中最大的"绊脚石"便是贫血。女性一旦患上了贫血，随之而来的便是面容憔悴、苍白无力、头昏眼花等，此时再好的化妆品也无法修饰女人的容颜。若是长期不注意调理，贫血还有可能让许多疾病乘虚而入，引起身体的种种问题，严重威胁女性的身体健康。因此，女性朋友需要多多注意在日常饮食中对自己的保养，防止贫血的发生。

我们先来看看预防和治疗贫血不可忽视的几大要素。

首先是铁。我们知道，铁是组成红细胞中血红蛋白的重要成分，红细胞携带氧气及二氧化碳的功能是依靠铁来完成的，所以，食物中若长期缺铁就会引起贫血。因此补铁一直是预防和治疗贫血的重中之重。铁的来源十分广泛，很多食物如瘦肉、蛋黄、鱼类、母乳等都含有丰富的铁。植物性食品中，大枣、坚果类、山楂、核桃、草莓等含铁也较多。

其次是铜。铜是人体必需的微量元素，它在人体内主要以铜酶的形式参与机体一系列复杂的生化过程。它参与血细胞中铜蛋白的组成，与微量元素铁有相互依赖的关系，是体内铁元素吸收、利用、运转及红细胞生成等生理代谢的催化剂。此外，铜还参与造血和铁的代谢过程，如果缺少它，就会导致造血机能发生障碍。这时，即使机体内有充足的铁，也会引起贫血。因此，我们要多吃含铜丰富的食物，如鱼、蛋黄、豆类、核桃、花生、葵花子、芝麻、蘑菇、菠菜、杏仁、茄子、稻米、小麦、牛奶等。

然后是叶酸、维生素 B_{12} 及维生素 C 等营养物质。它们虽然不是构成血细胞的成分，但血细胞离开这些物质就不能成熟，缺少这些维生素也会影响造血功能。所以，我们应该多吃富含此类营养素的食物。新鲜蔬菜，特别是绿叶蔬菜及水果中，就含有很多叶酸及维生素 C；而肉类、鱼、糙米等食物中，维生素 B_{12} 含量比较丰富。

蛋白质也是造血的重要原料。一个体重为 50～60 千克的成年人，每天需要摄入 50～60 克蛋白质。因此，我们可适当食用一些鲜奶及奶制品、蛋类及瘦肉。

介绍了这么多预防和治疗贫血的元素和相关食物，想必大家会有疑问：有没有一道佳肴或药膳，可以同时补充以上这些营养成分呢？答案是肯定的，如黄芪鸡汁粥、红枣黑木耳汤、荔枝干大枣等药膳都能同时补充诸多有益造血的营养成分，效果显著，适宜贫血或者爱美的人士食用。

这里就为大家介绍一款美味又健康的粥。

黄芪鸡汁粥

原料：母鸡 1 只，黄芪 15 克，大米 100 克。

做法：将母鸡剖洗干净，浓煎鸡汁，将黄芪煎汁，加入大米 100 克煮粥即可。早、晚趁热服食。

功用解析：此粥可益气血，填精髓，适于体虚、气血双亏、营养不良的贫血患者。

在服用此款养生粥品时需要注意，感冒发热、外邪未尽者忌服。

芍药，滋阴养颜的古方

芍药是我国栽培历史最悠久的传统名花之一，位列草本之首，被人们誉为"花仙"和"花相"。芍药每年 4～5 月开花，色泽鲜艳、绚丽多姿。历来为文人墨客所吟咏赞美，宋代郑樵这样形容芍药："芍药著于三代之际，风雅所流咏也。"而芍药之所以得名，正是因为"芍药犹绰约也，美好貌。此草花容绰约，故以为名"。

芍药的娇艳美好还体现在它的诸多别称当中。芍药因其花大色艳，妩媚多姿，所以又被称为"娇客""余容"；古人常以芍药赠送别离之人，以示惜别之情，故芍药亦称"将离""司离"；此外，芍药花开于春末，被誉为春天最后一杯美酒，故又称"婪尾春"。

《本草纲目》中这样记载芍药："芍药花味苦酸；性凉，具有补血敛阴、柔肝止痛、养阴平肝的功效，可用于泻痢腹痛、自汗、盗汗、湿疮发热、月经不调等症。"此外，芍药花还可使容颜红润，可改善面部黄褐斑和皮肤粗糙，经常使用可使气血充沛，精神饱满。

芍药花自然也可以拿来食用，熬粥、做汤、泡茶均可，色香味俱佳。下面就为大家介绍几款芍药花做成的滋补养颜佳品。

1. 芍药茶

原料：15克晒干的野生芍药，400毫升水。

做法：将芍药放入水中煮，待水剩下一半分量时，再放入生姜、枣和蜂蜜即可。

功用解析：此款芍药茶即可促进血液循环，将体内各处积聚的瘀血排出体外。

2. 芍药酒

原料：赤白芍药15克，低度白酒500克。

做法：先将赤白芍药研为末，放入白酒瓶内，浸泡7日即可饮用。每日2次，每次15克。

功用解析：此酒酒香味醇，可活血调经。

3. 芍药花粥

原料：芍药花（色白阴干者）6克，粳米50克，白糖少许。

做法：以米煮粥，稍微沸腾后，入芍药花再煮粥，粥滚后加入白糖即可。

功用解析：此粥可养血调经。治疗肝气不调、血气虚弱而见胁痛烦躁、经期腹痛等症。

需要注意的是，血虚无瘀之症及痈疽已溃者慎服芍药。《本草经疏》中还提到："赤芍药破血，故凡一切血虚病，及泄泻，产后恶露已行，少腹痛已止，痈疽已溃，并不宜服。"

乌骨鸡汤，补血益阴

前面我们已经提到，人体是"血肉之躯"，只有血足，皮肤才会显得红润，面部有光泽；只有肉实，肌肉才能发达，体形才会健美。

对于女性来说,追求艳丽的面容和窈窕的身材是天性。而爱美的前提是养护气血。

养护气血的食物有很多,这里就为大家介绍一下其中的佼佼者——乌骨鸡。乌骨鸡又称乌鸡、武山鸡,是一种杂食家养鸡。它源自于我国江西省的泰和县武山。在那里,它已有超过2000年的饲养历史。它们不仅喙、眼、脚是乌黑的,而且皮肤、肌肉、骨头和大部分内脏也都是乌黑的,故名"乌骨"。从营养价值上看,乌鸡的营养也远远高于普通鸡,吃起来的口感也非常细嫩。至于药用和食疗作用,更是普通鸡所不能相比的,所以被人们称作"名贵食疗珍禽"。

乌骨鸡肉味甘,性平,具有补血益阴、退热除烦的功效。据《本草经疏》记载:"乌骨鸡补血益阴,则虚劳寂弱可除;阴回热去,则津液自生,渴自止矣;阴平阳秘,表里固密,邪恶之气不得入,心腹和而痛自止。益阴,则冲、任、带三脉俱旺,故能除崩中带下一切虚损诸疾也。"其补血益阴、除虚退热的功效可见一斑。

乌骨鸡入血调经,专治妇女虚劳所致的腰膝酸软、月经不调、赤白带下、崩中漏下及各种由虚亏内伤引起的妇科疾病,为妇科良药。其适用于虚劳骨蒸、消渴咽干、身倦食少、羸弱盗汗、五心烦热、肌肉消瘦等阴亏血少、内热郁生等症。

现代医学也表明,乌骨鸡肉含有20余种氨基酸,其中8种必需氨基酸的含量均高于其他鸡种。乌骨鸡肉中还含有丰富的维生素以及铁、铜、锌等微量元素,而且胆固醇含量较低,食用后能提高人体血红蛋白的含量,调节生理功能,增强机体免疫力,特别适合老人、儿童、产妇及久病体弱者食用。下面就为大家介绍美味的乌骨鸡汤。

乌骨鸡汤

原料:黑芝麻80克,枸杞子30克,乌骨鸡1只,红枣10克,生姜、食盐各适量。

做法:将黑芝麻放入锅中炒香;将乌骨鸡去毛去内脏洗净,枸杞子洗净,生姜去皮洗净切片,红枣洗净去核。在砂锅内放水烧滚,将全部材料放入,用中火煲2小时左右,加入食盐调味即可。

功用解析:此汤可滋养肝肾,润滑肠胃,补益气血,乌须黑发。

需要注意的是，乌骨鸡不宜与野鸡、甲鱼、鲤鱼、兔肉、虾、葱、大蒜一起食用；乌骨鸡与菊花同食容易中毒；乌骨鸡与芥末同食会上火；乌骨鸡与李子、兔肉同食会导致腹泻。

南瓜排毒素，补足女人血

常吃南瓜，可使大便通畅，肌肤丰美，尤其对女性，有美容的作用。清代名臣张之洞就曾建议慈禧太后多食南瓜，慈禧太后也曾进行了尝试，的确能起到很好的作用。慈禧太后到老依然容颜红润，富有光泽，这与常吃南瓜有很大关系。

中医认为，南瓜性温味甘，入脾、胃经，具有补中益气、消炎止痛、化痰止咳、解毒杀虫的功效。《本草纲目》说它能"补中益气"。《医林纪要》记载它能"益心敛肺"，可用于气虚乏力、肋间神经痛、疟疾、痢疾、支气管哮喘、糖尿病等症，还可驱蛔虫、治烫伤、解鸦片毒。清代名医陈修园则说："南瓜为补血之妙品。"

现代营养学研究也认为，南瓜的营养成分较全，营养价值也较高。其不仅含有丰富的糖类和淀粉，更含有丰富的维生素，如胡萝卜素、维生素 B_1、维生素 B_2、维生素 C、矿物质及人体必需的 8 种氨基酸和组氨酸，可溶性纤维，叶黄素和铁、锌等微量元素。这些物质不仅对维护机体的生理功能有重要作用，其中含量较高的铁、钴还有较强的补血作用。

随着国内外专家对蔬菜的进一步研究，发现南瓜不仅营养丰富，而且长期食用还具有保健和防病治病的功能。据资料显示，南瓜自身含有的特殊营养成分可增强机体免疫力，防止血管动脉硬化，具有防癌、美容和减肥作用，在国际上已被视为特效保健蔬菜，可有效防治高血压、糖尿病及肝脏病变。

南瓜的各个时期，各个部位均可食用。嫩南瓜维生素含量丰富，老南瓜则糖类及微量元素含量较高；南瓜嫩茎叶和花含丰富的维生素和纤维素，用来做菜别有风味；其种子——南瓜子还能食用或榨油；南瓜还含有大量的亚麻仁油酸、软脂酸、硬脂酸等甘油酸，均为优质油脂，可以预防血管硬化。因此，南瓜的各个部分不仅都能食用，还都有一定的药用价值。下面就为大家介绍两款南瓜美食。

1. 南瓜瘦身汤

原料：南瓜 150 克，高汤 1 杯，麦粉 2 汤匙，牛肉泥 1 汤匙，花椰菜 1 朵，嫩玉米 2～3 个。

做法：将南瓜洗净，去掉皮和子，切成小块。花椰菜和嫩玉米煮熟，切碎备用。将高汤和南瓜倒入果汁机内，搅拌均匀。将打好的南瓜汁倒入锅内，以小火煮 8~10 分钟，然后加入牛肉泥搅拌均匀。加入麦粉拌匀，熄火，撒上花椰菜和嫩玉米即可。

功用解析：此汤既营养又好喝，且能在一定程度上达到瘦身的效果。

2. 双红南瓜补血汤

原料：南瓜 500 克，红枣 10 克，红糖适量，清水 2000 毫升。

做法：将南瓜削去表皮挖瓤，洗净，切滚刀块；红枣洗净，去核；将红枣、南瓜、红糖一起放入煲中，加水用文火熬至南瓜熟烂即可。

功用解析：此汤可益气、滋阴、养血、散寒。

需要注意的是，南瓜最好不与羊肉同食。糖尿病患者可把南瓜制成南瓜粉，以便长期少量食用，但患有脚气、黄疸者需要少食南瓜。

驴肉美颜，补气血益脏腑

相传，唐朝开元年间，南诏皮逻阁专备驴肉汤肴饮宴，招待唐玄宗派来的名将，他们品食佳肴后啧啧称赞。元代忽必烈征服南方后，亦曾用驴肉大宴群臣，宴罢群臣皆称赞不已。从此，驴肉开始远近闻名，成为款待宾客的上等佳肴。

驴属马科动物，驴肉肉质细嫩，有补气、补虚之功。民间有"天上龙肉，地上驴肉"的说法，以此来形容驴肉味道之美。驴肉是理想的保健食品，用驴肉制馅的水饺，历来备受人们喜爱，其他如酱驴肉、卤驴肉也各具特色。酱驴肉色泽酱红，肉质酥烂醇香，味道鲜美可口，食后久留余香。驴肉汤不腥不燥，风味独特，鲜美无比，营养丰富，四季皆宜。

中医认为，驴肉性味甘凉，有补气养血、滋阴壮阳、安神去烦的功效。

《本草纲目》中也说驴肉："补血益气，治远年劳损；煮汁空心饮，疗痔引虫。"

现代营养学认为驴肉具有"两高两低"的特点：高蛋白，低脂肪、高氨基酸，低胆固醇。这对动脉硬化、冠心病、高血压等有着良好的保健作用。另外，驴肉还含有动物胶，骨胶朊和钙等成分，能为老人、儿童、体弱者和病后调养的人提供良好的营养补充。这对气血不足的女性朋友来说也是十分合适的，尤其适宜在秋冬乍冷时节滋补、调理。气血充足了，美丽容颜自然也会出现了。

下面就为大家介绍一款驴肉美颜方的具体制作方法。

驴肉美颜汤

原料：驴肉500克，葱10克，姜片10克，料酒20毫升，盐、花椒、味精适量。

做法：将500克左右的驴肉洗净并在沸水锅中氽透，然后捞出切片。在烧热锅中加入少许猪油，将葱段10克、姜片10克同驴肉一起下锅，煸炒至水干；再烹入约20毫升的料酒，加入少量的盐、花椒水、味精，注入适量的水，烧煮至驴肉熟烂；最后拣去葱、姜即成。

功用解析：此汤具有补气血、益脏腑等功效，对气血亏虚、短气乏力、食欲不振者皆有不错疗效。

需要注意的是，驴肉适宜身体虚弱的人食用，但怀孕妇女应忌食驴肉。《日用本草》中记载有："驴肉，妊妇食之难产"的说法；皮肤疾病患者也忌食驴肉；平时脾胃虚寒者、有慢性肠炎者、腹泻者也忌食驴肉。

另外，驴肉不宜与猪肉同食，否则容易导致腹泻；食驴肉后也忌饮荆芥茶。

乌贼，补血益气良方

中医认为，人的头面部为"诸阳之会"，人身十二经脉中的六支阳经均上连头面，所以脸是全身气血、阳气贯注的地方，也是神气集中的部位。

人的面部表情和神态是精气神表现的重要内容。所以面部的肌肉、皮肤和五官既需要全身气血的润养,也需要脏腑精气的上达。气血养足,容颜自然如盈水般柔嫩。如气血不足则面色萎黄,精神疲惫;气血瘀滞则面色晦暗,或有黑斑、黄斑等,表情呆滞。所以,补血益气是每个爱美女士的必修课之一。

这里就为大家介绍一种补血益气的上佳食物——乌贼。

乌贼本名乌鲗、花枝,因遇到强敌时会以"喷墨"作为逃生的方法,故又被称作墨鱼。

中医认为,乌贼味咸、性平,入肝、肾经;具有养血、通经、催乳、补脾、益肾、滋阴、调经、止带的功效;可用于治疗妇女经血不调、水肿、湿痹、痔疮、脚气等症。《本草纲目》中称墨鱼为"血分药",说它是治疗妇女贫血、血虚经闭的良药。

按我国中医的传统观念,治病可以有药疗和食疗两种,食疗即是把食品的食用功能与药用价值结合在一起,这既符合传统的医学观念,又接近现代保健食品的概念。乌贼就是将食物的食用功能与医药保健功能完美结合在一起的典范。这里我们就为大家介绍一款著名的乌贼桃仁汤。

乌贼桃仁汤

原料:鲜乌贼鱼肉250克,桃仁20克,黄酒、酱油、白糖各适量。

做法:将乌贼鱼肉冲洗干净,切条备用;桃仁洗净,去皮备用。乌贼鱼肉放入锅中,加桃仁、清水,旺火烧沸后加黄酒、酱油、白糖,再用小火煮至烂熟即可。

功用解析:本方为治疗血虚经闭的代表方。方中以乌贼鱼肉为主,以桃仁为辅佐,一则养血以调经,一则活血以调经,而以养血为主,故适用于血虚兼有血滞之经闭及血虚经闭。但孕妇忌用此方。

需要注意的是,脾胃虚寒的人,有高血脂、高胆固醇血症、动脉硬化等心血管病的人,患有湿疹、荨麻疹、痛风、肾脏病、糖尿病的人都不宜食用乌贼。这是因为乌贼肉属动风发物,上述人食用后对自身病症有害无益。

吃菠菜，补血活血，养肝明目

世间诸多本草皆有补血活血的功效，但菠菜最得世人的偏爱，成为家常菜肴。这不仅因为菠菜富含营养，也因为菠菜又叫菠棱、菠菱、角菜、波斯菜、鹦鹉菜等。唐朝初期由波斯经尼泊尔传入我国，清乾隆皇帝称其为"红嘴绿鹦哥"。

中医学认为，菠菜有养血、止血、润燥之功，《本草纲目》中记载菠菜能"通血脉，开胸膈，下气调中，止渴润燥"。民间有句俗话叫"菠菜豆腐虽贱，山珍海味不换"，说的就是菠菜非比寻常的养生功效。菠菜还可以促进胃肠和胰腺分泌消化液，提高食物的消化吸收能力，是消化吸收能力不太好的儿童的理想食品。

作为绿叶蔬菜中的佼佼者，菠菜被推崇为养颜佳品，与苹果、胡萝卜、脱脂牛奶、小鸡、麦芽油、橙子、贝类、金枪鱼和白开水，同列为"十大养颜美肤食物"。

菠菜的养颜功效主要体现在补血养血上。菠菜的补血作用与其含有丰富的胡萝卜素、维生素C有关。胡萝卜素能治夜盲症，还能调节细胞的各项功能，对各种出血症有益。维生素C是还原剂，能将体内的三价铁还原为二价铁，以便于人体吸收，对贫血有一定的治疗作用。

由于菠菜含草酸较多，有碍机体对钙和铁的吸收，所以吃菠菜时最好先用沸水烫软，捞出来再炒。菠菜也可以与其他食材搭配食用，这里就为大家介绍一款菠菜与猪瘦肉的搭配佳肴。

肉丝菠菜

原料：菠菜200克，猪瘦肉100克，黄豆芽200克，香菜末、芥菜末、酱油、麻油、醋、食盐、味精、蒜泥、辣椒油、芝麻酱各适量。

做法：将菠菜、黄豆芽择洗干净，并分别在沸水锅中焯一下，捞出用清水过凉沥水。将菠菜切成长段，猪瘦肉洗净切丝，一起放入油锅内，加油炒熟，取出。最后将菠菜、黄豆芽、熟猪肉丝码入盘中，撒上香菜末，再用芥菜末、酱油、麻油、醋、食盐、味精、蒜泥、辣椒油、芝麻酱拌匀即可。

功用解析：此菜可补血养血，对女性身体的滋养效果颇佳。

需要注意的是，此菜不宜和黄瓜同食，因为菠菜中的维生素 C 会被黄瓜中的分解酶破坏；也不宜和豆腐同食，因为菠菜中的草酸与豆腐中的钙会形成草酸钙，使钙无法被吸收。

第二篇 家庭常见病日常治疗与保健

近视

近视是屈光不正的一种,是指视物时远处的物体不能在视网膜汇聚,而在视网膜之前形成焦点,导致远方的物体模糊不清的疾病。近视最明显的症状是视力逐渐下降,只能看近,不能看远。近视的人在感觉眼睛酸痛时都会很自然地用手轻揉几下,然后就会觉得舒服一些,其实如果从饮食上加以注意,再配合几个简单的穴位按压,效果会更好。

饮食宜忌

宜:近视患者普遍缺锌、铬,宜多吃富含锌、铬的食物。富含锌的食物有黄豆、海带、羊肉、牛肉、黄鱼、牡蛎、奶粉、可可粉、茶叶等。含铬较多的食物有牛肉、谷类、肉类、肝类等。

多食含钙、磷的食物。钙、磷可以巩固虹膜的韧性,广泛存在于牛奶、豆类、坚果、虾皮、海带、雪里蕻、榨菜、紫菜和南瓜等食物中。

多食补益肝肾的食物。中医认为肝肾不足、气血亏损会发生近视,所以要多吃补益肝肾的食物,如肉类、蛋类、鲫鱼、黄鱼、墨鱼、海参以及桂圆、荔枝、桑葚、红枣等。

多食优质蛋白质、植物性脂肪、蔬菜、水果。在平衡膳食的基础上适量增加鱼、蛋、牛奶、瘦肉、含不饱和脂肪酸的植物油以及柑橘类水果。

忌:忌吃含糖过高的食物。食糖过多会造成血钙减少,会影响眼球壁的韧性，使眼轴变长，助长病情发展。

忌偏食。近视与体内钙、锌、铬等元素的缺乏有关，偏食、饮食无规律等都会造成锌、钙、铬等元素的缺乏，进而导致营养不良，以致视力下降。

食疗妙方

桂圆磁石饮

原料：磁石30克、桂圆肉20克、红枣10颗。

做法：红枣、磁石均洗净；磁石煎30分钟留汁，放入桂圆肉、红枣煮20分钟至其软烂即可。每日早晚分2次饮服。不宜多服或久服。

功用解析：适用于近视患者。消化不良、咽喉红痛、阴虚内热者不宜服用。

羊肝枸杞汤

原料：羊肝100克、枸杞子20克、盐少许。

做法：羊肝洗净，切片，入开水焯一下，捞出，与枸杞子放入砂锅内，加适量水煮熟，加盐调味即可。

功用解析：此汤可用于肝肾精血不足所导致的近视。羊肝可用鸡肝或猪肝代替。

枸杞红枣鸡蛋汤

原料：枸杞子15～30克、红枣6～8颗、鸡蛋2个。

做法：枸杞子、红枣洗净，鸡蛋煮熟后去壳，一同放入锅内加水煮30分钟即可。

功用解析：适用于肝肾亏虚、近视眼等患者。

谷精草羊肝汤

原料：谷精草30克，羊肝100克，盐、鸡精各适量。

做法：羊肝洗净，去筋膜，切片，与谷精草一起放入砂锅，加适量水，煮 30 分钟，加盐、鸡精调味即可。

功用解析：谷精草清肝明目，为中医眼科常用药。

胡萝卜炒鳝丝

原料：鳝鱼丝 200 克，胡萝卜 2 根（切丝），植物油、盐、酱油、醋各适量。

做法：油锅烧热，倒入鳝鱼丝、胡萝卜丝翻炒，加入盐、酱油、醋炒熟。

功用解析：胡萝卜、鳝鱼等富含维生素 A 和 B 族维生素的食物，都能增进视力，促进皮膜的新陈代谢，有利于辅助治疗近视。

蛋滑苦瓜片

原料：苦瓜 1 根，鸡蛋 2 个，植物油、盐、味精各适量。

做法：苦瓜去瓤洗净，切薄片；鸡蛋打散，加盐打匀；油锅烧热，下入苦瓜片炒熟，盛出备用；原锅加油烧热，倒入蛋液、苦瓜片推匀，炒至蛋熟，放味精、盐即可。

功用解析：苦瓜除邪热、解劳乏、清心明目，与鸡蛋配菜，可减少眼疾的发生。

茯苓柏子饼

原料：茯苓、柏子仁各 15 克，全麦粉 50 克，植物油少许。

做法：将茯苓烘干，柏子仁炒至香黄，与茯苓一起研成细末；全麦粉与茯苓、柏子仁末一起放入盆中，加温水和匀，揉制成面团，擀成薄饼；平底锅烧热，放入少量植物油，烧热后放入饼坯，小火烙至熟透即可。

功用解析：本品补肾健胃，适用于心脾两虚、气血不足和肝肾两亏所致的近视。

芝麻核桃奶

原料：黑芝麻 30 克、核桃仁 25 克、牛奶 250 毫升。

做法：将黑芝麻放在干净的器皿中挑出残余的芝麻梗；锅置小火上，放入核桃仁干炒，待其香味溢出，倒出核桃仁；用同样的方法炒香黑芝麻；将黑芝麻与核桃仁放在容器内捣细，放入锅内加牛奶煮沸即可。

功用解析：本品有益肾补肝、养血明目的作用，可治疗近视、视力减退，或伴有头昏健忘、腰膝酸软等症者。

杞子鱼胶炖牛蛙

原料：牛蛙400克、鱼胶(鱼鳔)50克、鲜猪腰2个、枸杞子25克、盐适量。

做法：将牛蛙宰杀洗净，取牛蛙腿，剔肉去骨；鱼胶用沸水浸软，剪细丝；猪腰洗净、切开、去脂膜、切片；枸杞子洗净，用清水浸泡一会儿；把牛蛙腿、牛蛙肉、鱼胶丝、猪腰片、枸杞子放入炖盅内，加适量沸水，盖盖，大火煮沸后，小火隔水炖2小时，加盐调味服食。

功用解析：本品滋肾润肺、养阴补血、益精明目、润滑肌肤。枸杞子滋补肝肾、益精明目，可治疗虚劳精亏、腰膝酸痛、眩晕耳鸣、内热消渴、血虚萎黄、目昏不明。

楮实菟丝肉片

原料：楮实子、菟丝子、干黄花菜各25克，猪肉100克，盐、醋、白糖、植物油各适量。

做法：干黄花菜洗净，用清水泡软，捞出沥水切段；将楮实子、菟丝子放入砂锅中，加入适量清水，大火煮沸后转小火煎30分钟，取浓汁；猪肉洗净切片；炒锅洗净，加入适量油烧热，放入肉片炒至变色发白，放入药汁及盐、醋、白糖，烧至肉熟时，放入洗净的黄花菜炒熟即可。

功用解析：本品补肾明目、清热养肝，用于腰膝酸软、虚劳骨蒸、头晕目昏、目生翳膜、水肿胀满。

明目海鲜汤

原料：水发海参、鲜蚌肉、鲜蚬肉、熟海螺肉各50克，水发鲍鱼、水发干贝各20克，整鲍鱼贝壳1个，鸡汤、味精、盐、黄酒、青笋各适量。

做法：将海参、鲍鱼处理洗净，切丝，蚌肉、蚬肉、干贝、海螺肉、青笋分别洗净，切成片备用；将各种海鲜和整鲍鱼贝壳一起放入砂锅中，加入鸡汤，大火煮沸后转小火炖至九成熟；加盐、味精、黄酒调味，放入笋片煮至熟即可。

功用解析：本品有补虚泻实、明目的功效，常食对夜盲症、青光眼也有很好的辅助治疗作用。

菊花炒肉片

原料：猪瘦肉500克，鲜菊花瓣100克，黑木耳20克，鸡蛋3个，姜丝、葱花、盐、料酒、味精、淀粉、清汤、植物油各适量。

做法：将菊花洗净；猪肉洗净，切片备用；将鸡蛋打入碗中，加入料酒、盐、淀粉调成糊，投入肉片拌匀备用；锅中倒入植物油，烧至六成热时，将肉片入油锅炸熟；锅内留底油，爆香葱花、姜丝，加入熟肉片、清汤、黑木耳、菊花瓣翻炒均匀，最后加入味精调味即可。

功用解析：菊花有散风清热、清肝明目和解毒消炎等作用，对眼睛劳损、头痛、高血压等均有一定效用，久服可防治高血压、偏头痛。

对症按摩要点

按摩法治疗近视，可以用两个字来概括，一曰"养"，二曰"通"。"养"指的是养肝和养肾。中医认为，肝开窍于目，肝血不足，易使双目干涩，视物昏花。因此，明目重在养肝。另外，肾对于眼睛的影响也很重要。精气足，则耳聪目明，因此，明目还需养肾。而近视的根源，在于视疲劳，对于眼睛周围区域及穴位的按摩，可以有效缓解视疲劳，活血通络，这便是"通"字的含义。总的来说，有助于养肝和固肾的穴位，对于治疗近视都是有益的，眼睛周围的穴位则是缓解视疲劳的首选。

推荐按摩穴位

按揉睛明穴

位置：目内眦角稍上方凹陷处。

按摩方法：取仰卧位，用拇指与示指或中指指尖按于两侧睛明穴，待出现酸胀感时，由

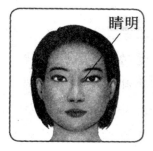

轻渐重,边按边揉,约2分钟,使酸胀感传导扩散到眼区。

祛病功效:缓解眼睛疲劳,恢复视力,对治疗眼睛充血、红肿、水肿等有效果。此外,配合鼻子周围的穴位一起按摩,能够缓解鼻塞等症状。

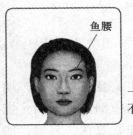

按揉鱼腰穴

位置:瞳孔直上,眉毛中点。

按摩方法:双手中指指腹分别按于两侧鱼腰穴上,顺时针方向按揉2分钟,手法宜轻柔,以局部有酸胀感为佳。

祛病功效:治疗眉棱骨痛、眼睑下垂、目赤肿痛、目翳、近视等眼部疾病。

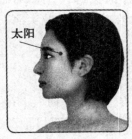

按揉太阳穴

位置:头侧,眉梢与眼外角延续交叉处,向后约1横指的凹陷中。

按摩方法:双手示指指腹分别按于两侧太阳穴,顺时针方向按揉约2分钟,局部有酸胀感为佳。如需要较大范围或力量较重的按揉,可以用两手的鱼际部代替示指。

祛病功效:治疗感冒、头痛发热、头痛头晕、目赤肿痛、近视等。

鼻炎

鼻炎是临床常见、多发且较难治疗的病症,发作时常有鼻塞、流涕、目痒流泪、喷嚏或头胀、头昏、乏力、食欲不振,甚或嗅觉功能丧失等症状。慢性鼻炎属中医的鼻渊范畴,多为寒邪侵袭、脾肺肾气亏虚所致。过敏性鼻炎是接触过敏原后引起鼻黏膜病变的一种疾患,患者多伴有哮喘、荨麻疹病史,常有家族史,多反复发作,分为常年发作和季节性发作两种。临床表现为突然发生的鼻内奇痒、连续喷嚏、流清涕、鼻塞。遇上感冒、闻到异味、天气变化，其症状更加严重，并伴有头胀、头重等不适感。

饮食宜忌

宜：急性鼻炎患者应多饮热水或喝姜糖水，以加速病毒的排泄及稀释血液中毒素的浓度；宜食用清淡易消化的食物。

慢性单纯性鼻炎属肺胃有热或痰浊壅盛者，宜多吃蔬菜，如萝卜、苦瓜等。

慢性肥厚性鼻炎患者饮食方面与慢性单纯性鼻炎患者基本相似，可多吃些山楂、乌梅等。

干燥性鼻炎及萎缩性鼻炎患者可吃些具有补阴作用的肉食，如猪肉、鸭肉、甲鱼等，也可经常饮用雪梨汁、银耳汤、菊花茶等。

忌：急性鼻炎患者忌食油煎、生冷、酸涩之物，以防热助邪盛，邪热郁内而不外达；戒烟酒。

慢性单纯性鼻炎属肺胃有热或痰浊壅盛者，香蕉宜少吃，酒不宜多饮，肉食也不宜多吃，尤其在吃药的同时，不宜吃萝卜。

干燥性鼻炎及萎缩性鼻炎患者不宜吃辛辣、燥热之品，如辣椒等，不宜饮酒、吸烟。

食疗妙方

薏米荷叶粥

原料：薏米、大米各30克，荷叶1张，白糖、桂花、淀粉各适量。

做法：将大米和薏米用清水冲洗干净，放入容器内备用；荷叶用清水洗干净后备用；砂锅置火上，加适量水，放入清洗干净的薏米和大米煮粥；淀粉放在碗中加少量水调成水淀粉；薏米、大米将成粥时盖上荷叶再煮；熟后放入少许淀粉，再加白糖、桂花即可。

功用解析：薏米利水消肿、渗湿健脾、清热排脓、除痹；荷叶具有清暑利湿、化瘀止血等作用。该粥能利水去湿、消肿止痛。

辛夷百合大米粥

原料：辛夷 30 克、百合 20 克、大米 50 克。

做法：大米洗净，用清水浸泡 30 分钟；百合洗净，用清水泡发备用；将辛夷研成细末；百合、大米一同入锅，加适量水，大火煮沸，转小火熬煮成粥；食粥时调入辛夷末 2 勺，搅匀即可。

功用解析：辛夷性温味辛，归肺、胃经，有镇痛、抗过敏、消炎作用，对微循环有改善作用，有局部收敛、刺激和麻醉作用，还能散风寒、通鼻窍。

小麦荷叶粥

原料：新鲜去皮小麦片 50 克、荷叶 1 张、红枣 5 克。

做法：锅内加水烧沸，放入淘净的去皮小麦片、红枣，改小火熬 30 分钟，把荷叶覆上，煮至荷叶味道溢出即可。

功用解析：小麦具有除热、止燥渴、利小便、养肝气、止漏血、止唾血之功效；荷叶具有清暑利湿、祛瘀止血等作用。几味合用，可治疗鼻炎。

芡实辛夷粥

原料：芡实 30 克，辛夷花 15 克，大米 100 克，盐、味精各适量。

做法：先将辛夷花用纱布包裹，放锅内加适量水煮沸，30 分钟后去渣取汁；然后将淘洗干净的芡实、大米放药汁中，入锅用小火熬至米烂粥熟，加盐、味精调味即可。

功用解析：芡实收敛清涕；辛夷花性温味辛，归肺、胃经，善通鼻窍，是治鼻炎、头痛之良药。

黄芪冬瓜汤

原料：黄芪 30 克，冬瓜、盐、味精各适量，冰糖 5 克。

做法：冬瓜清洗干净并去皮、子后，切成 1 厘米见方的块；黄芪清洗后放入砂锅内，放适量水煮 30 分钟；黄芪煎汤去渣，将切好的冬瓜放入砂锅内，再熬 20 分钟成汤，加盐、味精、冰糖调味即可。

鱼腥草煮猪肺

原料：鱼腥草 30 克，沙参 20 克，猪肺 250 克，盐、味精各适量。

做法：先将鱼腥草、沙参冲洗干净；再将猪肺洗净，切成小块，用水焯烫后漂洗干净；锅中加适量水，放入猪肺用小火慢炖，炖至猪肺将熟时，放入鱼腥草、沙参再炖煮 20 分钟；加入盐、味精调味即可。

功用解析：猪肺滋阴养肺；鱼腥草性味辛寒，具有清肺热、解毒排脓等作用。几味合并，可治鼻炎。

对症按摩要点

鼻炎的按摩先以面部鼻旁穴位为重点，力量适中，局部有酸胀感为宜；配合全身取穴，辨证加减。慢性鼻炎是鼻炎症状中常出现的一种，它主要是由于鼻腔黏膜和黏膜下组织发生炎症引起的，目前治疗此种疾病的方法多种多样，我们在日常生活中可以采取按摩的方式来辅助治疗慢性鼻炎。慢性鼻炎不仅鼻塞、香臭不分，而且会因为呼吸不畅而引起头痛、头昏等，使人精神萎靡不振。针对慢性鼻炎所采用的按摩方法可以通过刺激经络、腧穴，来改善鼻部血液循环，使鼻腔通畅。

推荐按摩穴位

按揉迎香穴

位置：鼻翼外缘中点旁开约 0.5 寸，当鼻唇沟中。

按摩方法：用双手拇指指腹轻轻顺时针方向按揉迎香穴 1 分钟，再逆时针方向按揉 1 分钟，以局部有酸胀感为佳。

祛病功效：治疗鼻塞、流涕、嗅觉减退、面部神经麻痹等。

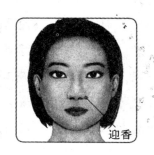

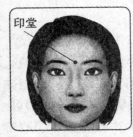

推抹印堂穴

位置：双眉头中间。

按摩方法：用拇指从鼻子向额头方向推抹印堂穴约2分钟，以局部有酸胀感为佳。

祛病功效：治疗鼻塞、流鼻涕、鼻炎等鼻部疾病，以及耳鸣、前头痛、失眠、高血压、目眩、眼部疾病等。

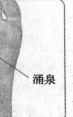

搓涌泉穴

位置：足趾跖屈前中1／3凹陷处。

按摩方法：用两大拇指从足跟向足尖搓涌泉穴约1分钟，然后按揉约1分钟，以局部有酸胀感为佳。

祛病功效：治疗鼻塞、头昏、过敏、腹泻、发热、五心烦热、便秘、小便不利等。

牙痛

牙痛是指牙围组织及神经发生疼痛。牙周和牙体的病变都可以引起牙痛。临床表现为牙齿疼痛，可向周围放射，影响张口及咀嚼，时作时止，隐隐作痛或逐渐加剧，也有齿龈肿痛和牙齿浮动者。本病可见于牙齿本身的疾病及临近组织的疾病，如三叉神经痛。中医认为牙痛和肾、胃、肝有关，临床上常见风火牙痛、胃火牙痛和肾虚牙痛。风火牙痛多发病急骤、牙痛剧烈、牙龈红肿、发热口渴。胃火牙痛可见持续疼痛、牙龈红肿、口臭便秘。肾虚牙痛可见隐隐作痛、腰膝酸软、头晕眼花。

饮食宜忌

宜：虚火牙痛者，宜食马头兰、梨。
胃火牙痛者，宜食豆腐、黄瓜、丝瓜、黑豆、芥菜、苦瓜、西瓜等。
宜：食含钙高的食物，如豆制品、牛奶等。
宜：食容易消化的食物，如软饭、面条等。
饮食宜清淡。
忌：忌食辛辣刺激性食物，如葱、姜、蒜、花椒、辣椒、桂皮、韭菜等。
忌：食过甜、过油腻的食物。
忌：食酸涩、坚硬的食物。
忌：食过烫、油炸、烧烤类食物。
忌：烟忌酒。

食疗妙方

蚝豉肉粥

原料：蚝豉、猪瘦肉、大米各100克，皮蛋2个，盐适量。
做法：将皮蛋稍蒸一下，去皮，切成块；将蚝豉用清水浸软，洗净，切块；猪瘦肉洗净，沥水后，抹上盐腌渍1小时；锅置火上，加入适量清水煮沸，将盐渍猪瘦肉入沸水稍煮片刻，取出晾凉切成丝；所有材料一同下锅，加入适量清水，大火烧开后转小火慢煲，至粥成即可。
功用解析：可治疗由阴虚引起的牙齿肿痛、声带嘶哑。

咸蛋蚝豉粥

原料：咸鸭蛋2个、蚝豉100克、大米适量。
做法：咸鸭蛋稍蒸一下，去皮，切块；蚝豉用清水浸软，洗净，切块；大米淘洗干净；将咸鸭蛋、蚝豉、大米一起放入锅中，加入适量清水共煮，大火煮沸后转小火慢煲，待粥好后即可食用，连服2~3天。
功用解析：此方多用于由虚火上炎而引发的牙痛。

牛膝黑豆粥

原料：牛膝12克，生地黄、熟地黄各15克，黑豆60克，大米100克，盐少许。

做法：将牛膝、生熟地黄洗净，切碎，用纱布包好；将黑豆泡软；大米淘洗干净；将上述材料放入锅中，加适量清水共煮成粥即可；捞出药包不用，加盐调味，佐餐食用。

功用解析：此方多用于体虚气弱的老年牙痛患者。

狗肝菜豆腐汤

原料：狗肝菜（草药）、豆腐各250克，盐适量。

做法：将狗肝菜洗净；豆腐洗净，切厚薄适中的片；上述原料一同放入锅中，加入适量清水共煮，大火煮沸后转中火煮沸10分钟即可；捞出狗肝菜不用，加入少许盐调味，饮汤食豆腐。

功用解析：狗肝菜解毒，豆腐益气宽中、清热解毒。此方善治由肝火风热而引起的牙痛。虚火牙痛患者忌用。

贻贝苁蓉黑豆汤

原料：贻贝（淡菜）、肉苁蓉各30克，黑豆150克。

做法：将贻贝放入清水中，洗去泥沙；将肉苁蓉切片，黑豆洗净；将上述材料一起放进锅中，加入适量清水，先用大火烧开，再用小火慢熬1小时。取汁饮用，每日1剂，连服数日。

功用解析：贻贝滋阴降火，肉苁蓉补肾气益精血，黑豆补肾益阴、健脾利湿、除热解毒。此方善治龋齿牙痛、虚火牙痛。

二鲜汤

原料：鲜姜100克、鲜丝瓜500克。

做法：将鲜丝瓜洗净，切片；鲜姜洗净，切丝；将丝瓜和姜放入锅中，加入适量清水，用大火烧开后，再用小火煎煮3小时。每日饮汤2次。

功用解析：鲜姜发汗温胃，鲜丝瓜清热、凉血、解毒。此方善治牙龈肿痛。

绿豆鸡蛋冰糖水

原料：绿豆 100 克、鸡蛋 1 个、冰糖适量。

做法：绿豆洗净；将绿豆、冰糖放入锅中，加入适量清水共煮；待绿豆熟烂后，将鸡蛋打入绿豆汤中，搅拌均匀；稍凉后服用，连服 2～3 天。

功用解析：绿豆清热祛暑、解毒利水。此方多用于风热牙痛患者。

对症按摩要点

牙痛主要涉及手阳明经、足阳明经和肾经。足阳明胃经通过人的上齿，手阳明大肠经通过人的下齿，所以，如果有上齿或下齿的疼痛，可以首先考虑按摩足阳明胃经或手阳明大肠经上的相关穴位。另一方面，肾主骨，齿为骨之余，肾阴不足，虚火上炎亦可引起牙痛。因此，牙痛时亦可考虑从补肾阴的穴位入手。对于久治不愈的慢性牙痛而言，按摩法可以全面调理，综合治疗。对于具体口腔病变所引起的牙痛，则以去医院就诊为首选方案，切不可随意按摩，以免耽误病情。

推荐按摩穴位

掐揉合谷穴

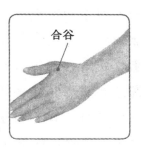

位置：手背部，拇指与示指的根部交接处，肌肉最高点。

按摩方法：用拇指指腹按揉合谷穴 30 下，两手交替，以局部有酸胀感为佳。

祛病功效：治疗牙痛、喉咙疼痛、打嗝、头痛、青春痘、眼睛疲劳、耳鸣、感冒、流鼻涕等。

按揉下关穴

位置：在耳前颧弓与下颌切迹所形成的凹陷中，闭口有孔，张口

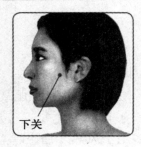

即闭。

按摩方法：指腹按揉下关穴，顺时针按揉2分钟，再逆时针按揉，以酸胀感向面颊部放散为佳。

祛病功效：治疗牙痛、三叉神经痛、颞颌关节炎等。

按揉颊车穴

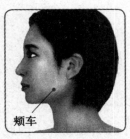

位置：在面部，咬牙时肌肉隆起最高点处。

按摩方法：用双手拇指稍用力按压两侧颊车穴1分钟，顺时针方向按揉约1分钟，然后逆时针方向按揉约1分钟，以局部感到酸胀并向面部放散为好。

祛病功效：治疗牙痛、三叉神经上颌支或下颌支疼痛、张口困难、面神经麻痹、流涎等。

感冒

感冒又称"伤风"，一般是由病毒或细菌感染上呼吸道引起，一年四季均可发病。其主要症状是咽痒、鼻塞、流涕，可伴有咽喉肿痛、咳嗽、头痛、发热及四肢酸痛等全身症状。中医认为，感冒是腠理不固，外邪乘虚而入，伤及肺卫所致。临床常见有风寒感冒和风热感冒两种。风寒感冒表现为发热头痛、全身疼痛、咳嗽痰白、口不渴等症状。风热感冒表现为发热咽痛、头胀痛、口渴、咳嗽痰黄等症状。

饮食宜忌

宜：风寒感冒者宜吃温热性或平性的食物，如辣椒、肉桂、大米、柠檬、洋葱、南瓜、青菜、红小豆、豇豆、杏子、桃子、樱桃、山楂等。

风热感冒者宜食用疏风清热、利咽性寒的食物，如绿豆、苹果、枇杷、橙子、猕猴桃、草莓、水芹、苋菜、菠菜、黄花菜、莴苣、豆腐、面筋、冬瓜、地瓜、丝瓜、绿豆芽、柿子、香蕉、西瓜、苦瓜、甘蔗等。

流感患者宜多食清凉多汁的食物，比如莲藕、百合、荸荠等。

宜：多吃软食、流食，感冒期间，肠胃功能不佳，宜食粥、面条、羹、汤等。

忌：凡感冒期间，无论风寒感冒还是风热感冒，忌吃一切滋补、油腻、酸涩食物，如禽畜肉类、人参、阿胶、各种海鲜以及各种黏糯的甜点食品。

风寒感冒者忌吃寒凉性食品，如柿子、豆腐、绿豆芽、生萝卜、生藕、生梨、生荸荠、薄荷、金银花、胖大海。

风热感冒者忌食生姜、胡椒、桂皮、茴香、丁香、白酒、冬虫夏草等。

忌：吸烟，烟会刺激呼吸道黏膜，使病情加重。

忌：饮酒、咖啡、浓茶等兴奋性饮品。

食疗妙方

桑叶薄荷饮

原料：桑叶、菊花各 6 克，薄荷 3 克，苦竹叶 15 克，白糖适量，芦根 8 克。

做法：将芦根洗净，切成小段放容器里备用；锅内放适量水，将芦根段放入，大火烧沸 5 分钟；将桑叶、菊花、薄荷、苦竹叶放入煮芦根的沸水中，再煮沸 5 分钟，将药液倒入茶杯内，加入适量白糖调味即可。

功用解析：适用于风热感冒、咳嗽、喉燥咽痛、咳痰不爽、口渴、头痛等症，同时对肺胃燥热、口臭唇焦、小便短赤的儿童有较好的效果。夏日饮用，既可解渴，又能解暑。

豆豉姜葱汤

原料：老姜、洋葱各 15 克，淡豆豉 10 克。

做法：将全部原料、500 毫升清水用大火共煎 20 分钟。

功用解析：淡豆豉升散发汗，姜辛温发散能祛风寒，洋葱有健胃散寒、发汗祛痰的功效，还能抗衰老。三者共用对风寒感冒轻症者有治疗作用。

糯米姜葱粥

原料：糯米50克、生姜5克、葱白5根、红糖15克。

做法：将糯米洗净，用清水浸泡1小时；葱白洗净，切段；生姜洗净，切片；将泡好的糯米与姜片、适量清水一起入锅煮沸1分钟，加葱白，煮成粥；粥成后再加红糖搅匀，稍煮即可。

功用解析：生姜性温，味辛，具有散寒发汗、解表祛风的作用，适宜风寒感冒者食用；葱白性温，具有调节体温、促进汗液分泌的作用，并可减少和预防伤风感冒的发生。

防风粥

原料：防风10克、葱白2根、大米50克。

做法：防风、葱白洗净，加水煎取汁；大米加适量水煮成粥；待粥将成时兑入药汁，煮成稀粥即可。

功用解析：风寒感冒及时服用本药粥，可起到驱邪而不伤正气的作用。风寒感冒常见于寒冷季节，症状有发热怕冷，头痛，鼻塞流涕，喉部发痒咳嗽，咳痰白而稀。

生姜粥

原料：鲜生姜10克、大米50克、红枣5颗、红糖适量。

做法：鲜生姜洗净，切成薄片或细粒，大米、红枣洗净；上述材料加水同煮为粥；待粥将成时放入适量红糖即可食用。

功用解析：大米、红枣、红糖健脾胃，益气扶正；姜辛温发散能驱风寒。本品对治疗风寒感冒有益。

雪菜鱼肉蒸豆腐

原料：雪菜50克，鱼肉100克，豆腐400克，盐、香油、植物油、水淀粉各适量，姜、葱各少许。

做法：将雪菜洗净，切碎；豆腐洗净切成厚片；鱼肉切成片，加盐稍腌；葱、姜均切末；将豆腐片、鱼肉片码入碗中，撒上雪菜末，待蒸锅上汽后，放进蒸锅内蒸约10分钟；锅内放少许油，下葱末、姜末炒香，加适量水、盐，煮开后淋入香油、水淀粉勾薄芡，然后浇在蒸好的豆腐碗中即可。

功用解析：此菜比较清淡，对感冒期间出现饮食无味、胃部胀满不适者具有很好的疗效。

对症按摩要点

治疗感冒的特效穴位有大椎穴、大杼穴、风池穴、太阳穴、迎香穴、肺俞穴、肩井穴等，还可以根据不同的症状加按相应穴位。针对感冒的按摩手法需在一般手法的基础上运用点穴按摩，点穴时，力量大小适中，以患者感觉酸胀为度。根据不同的症状和证型，运用不同的手法。动作要轻柔，不可用力过猛。按摩穴位不但能增强免疫功能，而且能增强机体的各项生理功能，使机体发挥其自身的抗病能力，抵抗病毒和细菌的感染，以达到治病的目的。

推荐按摩穴位

按揉大椎穴

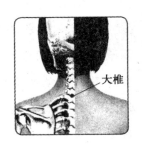

位置：颈根部，第7颈椎下缘，鼓起最明显的骨头下凹陷处。

按摩方法：用大拇指顺时针方向按揉大椎穴约2分钟，然后逆时针方向按揉约2分钟，以局部感到酸胀为佳。

祛病功效：治疗感冒发热、怕冷、项痛等。

揉按太阳穴

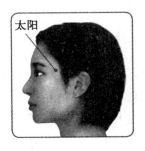

位置：在头侧，眉梢与眼外角中间，向后约1横指的凹陷中。

按摩方法：两手中指同时着力，顺时针方向揉按太阳穴约 2 分钟，然后逆时针方向揉按约 2 分钟，以局部有酸胀感为佳。

祛病功效：治疗感冒发热、头痛头晕、目赤肿痛等。

掐揉合谷穴

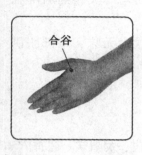

位置：手背部，拇指与示指的根部交接处，肌肉最高点。

按摩方法：用拇指指腹掐揉合谷穴 30 次，两手交替，至局部有酸胀感为佳。

祛病功效：治疗感冒流鼻涕、头痛、牙痛、眼睛疲劳、喉咙疼痛、耳鸣、打嗝等。

咳嗽

咳嗽是由于呼吸道受到各种病原体感染、有害物的刺激而引起的气管、支气管黏膜的炎症。其主要症状表现为晨起咳嗽较重，有时可咳出痰液。咳嗽主要与肺、脾、肾、肝等内脏功能失调有关。因此，咳嗽的治疗应以增强患者体质，提高其机体免疫力，调节各脏腑功能为主。咳嗽病因不同临床表现也有所不同。风寒型咳嗽初起痰稀或咳痰白黏，或兼有鼻塞流涕、头痛、舌苔薄白。肺热型咳嗽咳痰黄稠，咳而不爽，或兼有口渴咽痛、发热声哑、舌苔薄黄。肺燥型咳嗽干咳无痰，或痰少不易咳出、鼻燥咽干、舌苔薄而少津。

饮食宜忌

宜：风热型咳嗽或肺热型咳嗽者宜食梨、柿子、枇杷、荸荠、萝卜汁、丝瓜、薄荷、生藕、竹笋、西瓜、茼蒿、紫菜、海蜇、豆腐、白菊花、金银花、苹果、草莓、菠萝、苦瓜、黄瓜、莴苣、茭白、芹菜、绿豆芽等。

风寒型咳嗽者宜食生姜、葱白、紫苏、香菜、豆豉、佛手柑、橘饼、橘皮、鲤鱼、花生、南瓜、大蒜、薤白、砂仁、桂皮、咖啡等。

肺燥型咳嗽，干咳无痰或少痰者宜吃百合、甘蔗、豆浆、蜂蜜、银耳、燕窝、芝麻、柿饼、猪肉、阿胶、甜杏仁、鸭肉、牛奶、胖大海等。

忌：忌冷、酸、辣食物。冷、辣会刺激咽喉部；酸常敛痰，使痰不易咳出，过敏性咳嗽不宜喝碳酸饮料。

忌：花生、瓜子、巧克力等高油脂食物，食后易滋生痰液，使咳嗽加重。

忌：鱼腥虾蟹。腥味刺激呼吸道，过敏体质咳嗽时更应忌食上述食物。

风热型咳嗽者忌食桂圆肉、核桃仁、樱桃、桃子、桂皮、胡椒、茴香等，此外，还忌食温热滋补食品，如牛肉、羊肉、红枣、糯米、荔枝、松子、栗子、洋葱、带鱼、生姜、葱、人参、黄芪、黄精、冬虫夏草、紫河车、砂仁及烟酒等。

肺燥型咳嗽忌食橘皮、桂皮、生姜、人参、砂仁、辣椒、胡椒、炒花生、炒葵花子、炒蚕豆、炒黄豆、爆米花及烟酒等。

食疗妙方

鲜地粥

原料：鲜生地 50 克、大米 20 克。

做法：将生地洗净，加水适量煎煮 1 小时，捞去药渣，再加淘净的大米，煮烂成粥即可。

功用解析：本品滋阴润肺，化痰止咳。粥类营养丰富，易于吸收，养生且有美容功效，尤其适合儿童和老年人。

苏子茯苓薏米粥

原料：苏子 6 克、薏米 30 克、茯苓粉 12 克。

做法：苏子用纱布包裹，与薏米、茯苓粉加约 1 升水煮粥服食。食用时去除苏子。

功用解析：该方祛肺痰，同时还有补肺健脾的作用。

陈皮肉丝汤

原料：猪瘦肉200克，陈皮、熟杏仁各10克，百合30克，味精、盐、酱油、姜、葱各适量。

做法：将陈皮、百合洗净；猪瘦肉切丝；将肉丝、陈皮、百合与杏仁入锅内，加适量水、姜、葱，用小火炖至肉烂，然后加入味精、盐、酱油调味即可。

功用解析：陈皮有止咳化痰、抑菌消炎等作用，此汤适于慢性支气管炎、体虚久咳不止以及肺燥咳嗽等病人食用。

百合鸭肉汤

原料：鸭肉150克、百合30克、盐适量。

做法：百合用水泡开；鸭肉洗净，切成块；将鸭肉与百合放入锅中，加适量水，先用大火烧开，再用小火炖至鸭肉熟烂，然后加入适量盐即可。

功用解析：百合富含蛋白质、糖类和矿物质，长期食用可强身壮骨。它味甘性凉，有润肺止咳、清热安神、利尿等功效，对肺结核、气管炎等病疗效更佳。

姜蜜膏

原料：生姜汁、蜂蜜各200毫升。

做法：生姜汁、蜂蜜同置锅中煎煮，至黏稠如膏时停火，冷却后装瓶即可。

功用解析：生姜可用于治疗风寒或寒痰咳嗽、感冒风寒、恶风发热、鼻塞头痛，需要注意的是阴虚、内有实热或患痔疮者忌用。与蜂蜜搭配，不仅能够润喉止咳，还具有预防老年斑的作用。

冬瓜子豆腐鱼头汤

原料：冬瓜子30克，豆腐500克，草鱼头1个，盐、葱白丝各适量。

做法：将草鱼头洗净，豆腐切成块；草鱼头、葱白丝放入砂锅内煮20分钟，至汤色乳白，滤除鱼头，留汤备用；豆腐块与冬瓜子同入砂锅内，加适量鱼汤煮20分钟；饮用时酌情加盐调味即可。

功用解析：适用于咳嗽多痰、慢性气管炎及患有肾脏病、糖尿病、高血压、冠心病者及小便不利者。

杏苏糕

原料：面粉250克，杏仁12克，新鲜苏子叶2片，红糖、发酵粉各适量。

做法：将面粉加水、发酵粉揉制成面团，静置发酵，分成2块；杏仁用水泡去皮，研压成粉，与适量红糖拌匀，撒于面团上；将新鲜苏子叶洗净，覆盖面团，把面团置锅上蒸，待熟后取食即可。

功用解析：杏仁可滋阴润燥、止咳平喘、润肠通便，用于虚劳咳嗽、气喘的辅助食疗；苏子叶可理气散寒，用于治疗风寒感冒、恶寒发热、咳嗽。

金银花冲鸡蛋

原料：鲜鸡蛋1个、金银花12克。

做法：鲜鸡蛋打入碗内，搅匀；金银花加适量水，煮沸2分钟，取其汁冲蛋，搅匀即可。

功用解析：适合春季风热感冒者食用。

对症按摩要点

咳嗽多与肺和气管、支气管病变有关，因此，按摩法治疗咳嗽宜先从手太阴肺经的各个穴位着手。中医认为，五脏六腑皆令人咳，对于非呼吸道问题引起的咳嗽，特别是莫名其妙的干咳，患者一定要引起足够的重视，因为这很可能是某个脏器虚弱甚至病变的信号。这个时候，应该去医院查明病因，然后根据造成咳嗽的具体病症来选择按摩的部位。治疗咳嗽最常用到的穴位有风池穴、天突穴、合谷穴、列缺穴、肺俞穴、膻中穴、中府穴等。

推荐按摩穴位

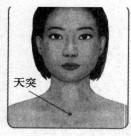

点按天突穴

位置：颈部前正中线上，胸骨上窝凹陷的中央。

按摩方法：取坐位，用左手拇指指尖点于天突穴，指力沿胸骨柄的后缘向下点住不动1分钟，力度以不影响呼吸为宜。

祛病功效：治疗咳嗽、失语、咽喉肿痛、支气管哮喘、支气管炎、喉炎、扁桃体炎等。

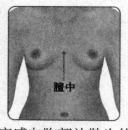

按揉膻中穴

位置：在胸部正中线上，两乳头连线与胸骨中线的交点。

按摩方法：取坐位或仰卧位，以左手大鱼际或掌根贴于穴位，逆时针方向按揉2分钟，以胀麻感向胸部放散为佳。

祛病功效：治疗呼吸困难、咳嗽、胸部疼痛、乳腺增生、乳房疼痛、缺乳症、心悸等。

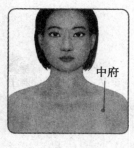

按揉中府穴

位置：胸前壁外侧，喙突内下方，第一肋间隙中。

按摩方法：取坐位或仰卧位，用中指点按中府穴不动，约半分钟，然后向外揉2分钟，当时即觉呼吸通畅，咳嗽症状可缓解。

祛病功效：治疗咳嗽、气管炎、支气管哮喘、肺炎、胸满痛、肩背痛等。

按揉定喘穴

位置：第7颈椎棘突下，旁开0.5寸(1横指)。

按摩方法：取坐位，右手示指或中指指端按右侧定喘穴，左手示指或中指指端按左侧定喘穴，每穴按揉2分钟，以局部有明显的酸胀感为佳。

祛病功效：治疗咳嗽、哮喘、肩背痛、落枕等。

掐揉列缺穴

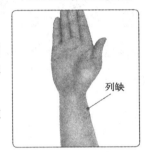

位置：两手虎口交叉，一手示指按在另一手腕关节上，示指尖下凹陷处。

按摩方法：取坐位或仰卧位，用对侧拇指端用力向下掐揉1分钟，按照顺时针方向轻揉2分钟，以感觉酸胀为度。

祛病功效：治疗头痛、颈椎僵硬疼痛、咳嗽等。

按揉鱼际穴

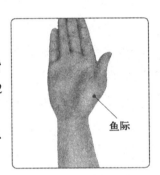

位置：掌心向上，在大鱼际肌肉最丰厚处。

按摩方法：取坐位或仰卧位，用对侧拇指端用力向下按压半分钟，按照顺时针方向轻揉2分钟，以酸胀感为佳。

祛病功效：治疗乳痈、乳房肿胀疼痛、咳嗽、咯血、咽喉肿痛、发热、扁桃体炎及手部冻疮、皮肤干瘪、大鱼际萎缩等手部病变。

按揉肺俞穴

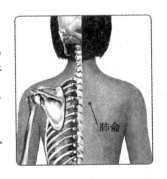

位置：肩胛骨内侧，第3胸椎旁开1.5寸处。

按摩方法：取俯卧位，先用左手掌根搭于右侧肩井穴，中指尖按定右肺俞穴，按揉2分钟，两手交替，以局部发热为度。

祛病功效：治疗感冒咳嗽、支气管炎、哮喘、自汗、盗汗、背部酸痛等。

按揉大杼穴

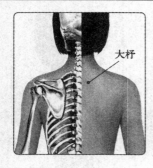

位置：肩胛内侧，第1胸椎棘突下旁开1.5寸宽处。

按摩方法：被按摩者取坐位或俯卧位，按摩者双手拇指顺时针方向按揉该穴约2分钟，以局部发热为度。

祛病功效：治疗感冒发热、咳嗽、鼻塞、头痛、喉咙痛、肩部酸痛、颈椎痛等。

慢性咽炎

慢性咽炎主要为慢性感染所引起的弥漫性咽部黏膜炎症。其症状主要表现为：咽部不适，有异物感，总感到咽部有咽不下又吐不出的东西，刺激咳嗽，干燥、发胀、堵塞、瘙痒等。清晨常吐出黏稠痰块，且易引起恶心。其主要病因有屡发急性咽炎、长期粉尘或有害气体刺激、烟酒过度或其他不良生活习惯以及鼻窦炎分泌物刺激。在有过敏体质或身体抵抗力降低的情况下，各种慢性病，如贫血，便秘，下呼吸道慢性炎症，心血管病，新陈代谢障碍，肝、肾疾病等都可继发本病。

饮食宜忌

宜：宜多吃具清热、生津、润燥、利咽作用的蔬果，如白菜、油菜、百合、黄瓜、苦瓜、丝瓜、白萝卜、青菜、荸荠等食物，并多吃具清热退火、润养肺肾作用的番茄、猕猴桃、苹果、西瓜、柠檬、梨、甘蔗、芝麻、蜂蜜等。

宜：多吃富含胶原蛋白和弹性蛋白的食物，如猪蹄、猪皮、蹄筋、海产品、奶类，有利于慢性咽炎损伤部位的修复。

宜：多吃富含B族维生素的食物，如大麦、小麦、荞麦、黑米、大米、玉米、豆类，可消除呼吸道黏膜的炎症。

可选择一些具有清热生津、利咽消炎作用的中药材，如板蓝根、山豆根、甘草、胖大海、乌梅肉、沙参、桔梗等。

常用淡盐水漱口，平时多喝水。

忌：少吃过热、过冷及辛辣食物，保持大便通畅。

食疗妙方

清咽饮

原料：乌梅肉、生甘草、沙参、麦冬、桔梗、玄参各30克。

做法：乌梅肉、生甘草、沙参、麦冬、桔梗、玄参捣碎混匀，放入保温杯中，用沸水冲泡，盖严，浸1小时即可。

功用解析：乌梅性温，味酸，生津止渴，润咽喉；沙参、麦冬养阴润咽；桔梗、玄参清咽化痰；生甘草补脾益气，可用于治疗咳嗽痰多、心悸气短；桔梗宣肺、祛痰、利咽、排脓，还有较强的镇咳作用。几味合用，对慢性咽炎有很好的辅助治疗作用。

双根大海饮

原料：板蓝根、山豆根各15克，甘草10克，胖大海5克。

做法：将以上药材洗净，共置保温瓶中，用沸水冲泡，闷盖20分钟后当茶水频饮；也可加水煎煮后，取汤置保温瓶中，慢慢饮用。

功用解析：适用于干咳无痰、慢性咽炎等。

甘蔗萝卜百合饮

原料：新鲜甘蔗、萝卜各适量，新鲜百合100克（或干百合50克）。

做法：用榨汁机分别榨半杯甘蔗汁、半杯萝卜汁；将百合放入锅中，加适量清水熬煮至烂；将甘蔗汁、萝卜汁混入百合汁中，并放入冰箱冷藏。

功用解析：治疗慢性咽炎、喉干咽燥等。

银耳沙参鸽蛋饮

原料：银耳 10 克、北沙参 10 克、鸡蛋 2 个、冰糖适量。

做法：将银耳泡发，洗净，切碎；将北沙参洗净，切碎；将银耳、北沙参放入锅中，加入适量清水熬煮取汁；将鸡蛋打入锅中，蛋熟后加入冰糖即可。

功用解析：银耳滋阴润肺，北沙参养阴清肺、祛痰止咳、利咽喉，鸡蛋滋阴润燥。此方多用于由阴虚肺燥而引发的咽干喉痛。

炖雪梨豆根

原料：雪梨 1 个、山豆根粉 1 克、白糖适量。

做法：先将雪梨洗净去皮，切成片状，放入锅中；加 10 毫升水，煎至 50 克时，加入白糖调味；然后在雪梨水中调入山豆根粉即可。

功用解析：雪梨性味甘微酸凉，入肺、胃经，生津润燥，清热化痰；山豆根性味苦寒，入肺、胃经，清热解毒，利咽喉。

文思豆腐

原料：豆腐 400 克，鸡肉、冬笋、香菇、火腿各 50 克，鸡汤、盐、味精各适量。

做法：将豆腐切条，入沸水锅中略焯；鸡肉、冬笋、香菇、火腿均切成细丝；锅内放鸡汤，烧开后下入上述材料，烧开后加盐、味精，盛入汤碗；锅内倒入剩余的鸡汤，烧开后投入豆腐条，待浮上汤面，盛入碗内即可。

凤梨烩排骨

原料：猪小排 500 克，菠萝 200 克，酱油、盐、番茄酱、植物油、料酒、葱末、姜末各适量。

做法：将排骨剁成小块，用酱油、盐腌一会儿；菠萝切成小块，并用盐水浸泡；锅内放油烧热，下排骨块煎至变色；锅中加少许油，下葱末、姜末爆香，放入酱油、料酒、番茄酱煸炒，倒入排骨翻炒，再加水用小火煮到肉烂，出锅时倒入菠萝块，用大火收汁即可。

对症按摩要点

咽炎分急性和慢性两种。按摩对于慢性咽炎的功效要好于急性咽炎。在人体的奇经八脉之中，任脉正经过咽喉部，所以按摩法治疗咽炎首选的穴位是任脉诸穴，特别是离咽喉比较近的穴位，比如廉泉穴、天突穴等，其他经脉穴位亦有治疗咽炎的功效，比如人迎穴、风府穴、大椎穴、天鼎穴等。另外，刺激大脚趾下的脖子反射区对于缓解咽炎症状也有一定的疗效。经常抹、摇喉结也可以治疗慢性咽炎，具体方法为用四指在喉结处上下抹动，每次100下，之后再运用口腔的运动摇动喉结100次，可疏通经络、活血化瘀、消炎散肿。

推荐按摩穴位

点按天鼎穴

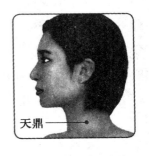

位置：在侧颈部的喉结约1指宽下方，胸锁乳突肌后缘。

按摩方法：被按摩者仰卧或坐位，按摩者双手中指或拇指点按两侧天鼎穴1分钟，以不感到难受为宜。

祛病功效：治疗咽喉肿痛、扁桃体炎、咽喉异物感、咽喉部肿块、甲状腺肿大、吞咽困难等。

点按水突穴

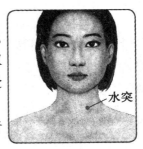

位置：喉结斜下方，颈部的胸锁乳突肌前缘。

按摩方法：被按摩者仰卧或坐位，按摩者双手拇指或中指点按水突穴1分钟，以不感到难受为宜。

祛病功效：治疗咽喉肿痛、扁桃体炎、声音沙哑、咳嗽、气喘等。

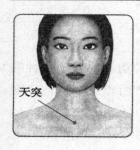

点按天突穴

位置：颈部，在胸骨上窝的凹陷中。

按摩方法：被按摩者仰卧或坐位，按摩者用中指点按天突穴1分钟，以不感到难受为宜。

祛病功效：治疗咽喉炎、支气管哮喘、支气管炎、甲状腺肿大、食道炎、咽部异物感等。

支气管哮喘

支气管哮喘是一种发作性的肺部过敏性疾病。特征为阵发性伴有哮鸣音的呼吸困难，持续数分钟或数小时，长期反复发作。主要病因是对吸入的花粉、尘埃，接触的海鱼、虾、蟹、油漆、染料等过敏原过敏，以及精神因素等引起支气管平滑肌痉挛，黏液分泌增加，细支气管狭窄，黏膜充血水肿，而出现哮喘症状。中医治疗分发作期和缓解期。发作期分寒哮与热哮。缓解期根据正气亏虚的不同分肺气亏虚、脾气亏虚、肾气亏虚。

饮食宜忌

宜： 寒性哮喘患者宜食性温食物，如羊肉、姜等。

热性哮喘患者宜食荸荠、白萝卜、核桃、红枣、芡实、莲子、山药、芹菜、梨等。

年老体弱的虚哮病者宜食补肺益肾、降气平喘的食物，如老母鸡、乌骨鸡、甲鱼、猪肺、蛤蜊、莲藕、菠菜、刀豆、栗子、核桃、白果、柑橘、枇杷等。平时亦可用冬虫夏草蒸肉，白果炖猪肺，或用山药、桑葚、萝卜、莲子、芡实、薏米煮粥。

忌： 所有哮喘患者忌烟酒及刺激性食物。

热喘患者忌热性食物，如羊肉、牛肉、狗肉、韭菜、菠菜、毛笋、葱、姜、蒜、辣椒等。

寒喘患者忌食生冷，如梨、荸荠、绿豆、田螺、鸭蛋、西瓜、甜瓜、苦瓜、生地瓜、豆腐、蘑菇、金针菇、草菇、生菜瓜、地耳、莼菜、海带、菠菜、莴苣、马兰头、生萝卜、茄子、竹笋、蕹菜、金银花、菊花、薄荷等大凉之物，以及带鱼、黄鱼等海腥发物。

过敏性哮喘忌容易引起过敏的食物，如鱼、虾、牛肉、牛奶、鸡蛋、鸡肉、蜂蜜、巧克力、羊肉等。

食疗妙方

四仁鸡子粥

原料：鸡蛋1个，白果仁、甜杏仁各30克，核桃仁、花生仁各60克，大米100克。

做法：将核桃仁、白果仁、花生仁、甜杏仁分别洗净，用清水浸泡2小时，沥干；大米淘洗干净；鸡蛋磕入碗中，搅匀；锅中加入适量水煮沸，把大米、白果仁、花生仁、甜杏仁、核桃仁放入锅中煮成粥，淋入鸡蛋液稍煮即可。

功用解析：患咳喘及体弱久不愈者、肺肾阴虚或阴阳两虚的咳喘者，常用此粥，有补肾润肺、纳气平喘的功效。

冰糖冬瓜雪梨汤

原料：小冬瓜、雪梨各1个，冰糖适量。

做法：将未脱蒂的小冬瓜洗净，剖开，去瓤；雪梨洗净，切成薄片；再将冰糖、雪梨填入冬瓜中，口朝上放笼屉内蒸20分钟，取出冬瓜；准备瓷碗一个，将冬瓜内的水和雪梨片倒入碗中即可。

功用解析：雪梨润肺生津；冬瓜清热除烦、利水消肿。几味合用，有清胃热、除烦止渴、甘淡渗利、祛湿解暑、利小便、消除水肿、清热涤痰之功效。

腐竹拌鲜菇

原料：鲜蘑菇100克，腐竹150克，黄瓜50克，胡萝卜30克，香油、盐、味精各适量。

做法：黄瓜、胡萝卜、鲜蘑菇洗净；黄瓜去皮、子后切成菱形小块，胡萝卜切方形小片；腐竹水发后切段；鲜蘑菇撕小朵；将黄瓜块、胡萝卜片、鲜蘑菇、腐竹段先后入沸水锅中煮熟，捞出，沥干水分，装盘，再淋香油，并用碗焖片刻后，加入盐、味精调味即可。

百果蜜糕

原料：糯米粉1500克，白糖600克，核桃仁、松子仁、瓜子仁各25克，蜜枣15克。

做法：将蜜枣去核，同核桃仁一起切成碎粒，加糯米粉、白糖、松子仁、瓜子仁和300毫升水，和成粉团；笼内垫上纱布，再放上粉团，在沸水锅上用大火蒸10分钟，待蒸汽冒出，糕粉由白色转呈玉色，取出，用干净湿布盖住，并趁热揉和至光滑，再搓成宽约6厘米、高10厘米的条状，冷却后，切成1厘米厚的薄片即可。

功用解析：本品适用于肺肾阴虚或阴阳两虚型支气管哮喘、支气管炎患者。

砂锅杏仁豆腐

原料：豆腐120克，杏仁15克，猪大骨200克，麻黄、盐、味精、香油各适量。

做法：猪大骨洗净放入砂锅内加适量清水，小火炖2小时，滤出骨汤备用；将杏仁、麻黄洗净，装入布袋，放入骨汤内大火煮1.5小时；将豆腐切成3厘米见方的块，放入砂锅，先用大火烧沸，后改用小火，共煮1小时；最后捞出药袋后加入盐、味精、香油调味。

功用解析：杏仁性味苦、辛，入脾、肺、大肠经，辛则散神、苦则下气、润则通便养颜、温则宣滞行痰，所以，杏仁具有发散风寒之功，下气治喘之力；豆腐能够益气和中、生津润燥、清热解毒。常饮此汤，具有润肺滑肠、发汗定喘的功效。

对症按摩要点

哮喘病较难根治，但经常按摩适当的穴位，有利于缓解病情。按摩法取穴常取手太阴肺经上的相关穴位以及靠近支气管的几个重要穴位,比如天突穴、膻中穴、列缺穴、鱼际穴、少商穴等。

对于因某些病症或身体变化引起的哮喘,在按摩上述穴位之外,可配合按摩相关穴位,以提高按摩疗法的功效。例如,心源性哮喘可以兼按心经及心包经上的相关穴位来全面治疗;感染型哮喘常发生在病毒性感冒、上呼吸道感染之后,按摩治疗前应先治病源。

推荐按摩穴位

点按天突穴

位置:颈部前正中线上,胸骨上窝凹陷的中央。

按摩方法:拇指指尖点于天突穴,沿胸骨柄的后缘向下点住不动1分钟,力度以不影响呼吸为宜。

祛病功效:治疗咳嗽、支气管哮喘、支气管炎、喉炎、扁桃体炎、失语、咽喉肿痛、瘿气等。

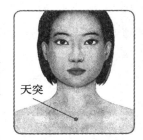

推抹膻中穴

位置:在胸部正中线上,两乳头连线与胸骨中线的交点处。

按摩方法:拇指指腹或大鱼际按顺时针方向按揉膻中穴,指力由轻到重再轻,约2分钟。

祛病功效:治疗呼吸困难、咳嗽、胸部疼痛、乳腺增生、乳房疼痛、缺乳症、心悸等。

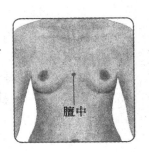

点按大椎穴

位置:第7颈椎棘突下,约与两肩峰相平,或正坐伏案,摸取颈后最高的一个突起之下。

按摩方法:用中指点按大椎穴20~30次。

祛病功效:此穴可提高人体防病能力(为保健要穴),主治哮喘、慢性支气管炎、肺结核、

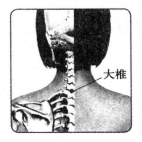

头项强痛、颈肩综合征、疟疾及阳气不足引起的四肢发凉、肩背冷痛、身体虚弱等症。

肺炎

肺炎是一种呼吸系统急性病。临床以高热、寒战、咳嗽、血痰和胸痛为特征,起病急骤。主要是肺炎病原体感染所致,其中以细菌感染较为多见,也有病毒、真菌、寄生虫感染。肺炎以肺炎球菌所致的较为常见。

饮食宜忌

宜:饮食宜清淡、富含营养且易消化,勿过甜、过咸。肺炎患者因高热,体力消耗大,要多补充热量和优质蛋白,可多吃瘦肉、豆制品。

适当吃些含铁和铜丰富的食物,比如动物肝肾、蛋黄、芝麻酱、黄豆、芋头、油菜、茄子等,有助于氧的携带和运输。

补充足量的水分。缺水易引起患者的胃肠道功能障碍,因此,需为其补给水分,并给予流质或半流质食物。

维生素C是组织细胞生长必需的抗氧化剂,能预防感染。因此,应适当多吃含维生素C丰富的蔬菜、水果,如番茄、山楂、木瓜、猕猴桃、柚子、苹果、柑橘。

维生素A能保护黏膜,促进受损黏膜修复,可多吃富含维生素A的动物肝脏,也可多吃西蓝花、南瓜、茼蒿、胡萝卜等富含可转化成维生素A物质的食物。

维生素E可以促进血液循环,可多吃富含维生素E的杏仁、葵花子、松子等坚果类食物。

多吃些滋阴润肺的食物,如百合、白菜、白萝卜、黄瓜、荸荠、枇杷、梨、藕、杏仁等。

忌:少吃辛辣刺激性食物,以免加重病情。

食疗妙方

白果梨润肺膏

原料：白果汁、秋梨汁、鲜藕汁、甘蔗汁、山药汁各120毫升，霜柿饼、生核桃仁、蜂蜜各120克。

做法：霜柿饼捣成膏；核桃仁捣成泥；蜂蜜溶化稀释，与柿饼膏、核桃泥、山药汁一起搅匀，加热融合后，离火稍凉；趁温将其余四汁加入，用力搅匀，用瓷罐收贮即可。

功用解析：这道药膳可清肺热、止咳止血。白果有敛肺定喘、燥湿止带、镇咳解毒等功效。

银菊茶

原料：金银花20克，菊花、桑叶各9克，杏仁6克，干芦根30克（鲜者加倍），蜂蜜30克。

做法：将金银花、菊花、桑叶、杏仁、芦根一同放入砂锅中，加入适量清水，煮沸后转小火熬煮20分钟，去渣，加入蜂蜜搅匀，代茶饮。

功用解析：本品清热润肺，用于风热犯肺型肺炎初起。

果香藕片

原料：藕1节，任何种类的果汁400毫升。

做法：藕洗净，刮皮、切片，在沸水中焯一下，立即放到凉水中冲凉；捞出后沥水，放到自己喜欢的果汁中浸泡4～5小时即可，放入冰箱冷藏，随吃随取。

杏仁苹果豆腐羹

原料：豆腐3块，甜杏仁24粒，苹果1个，香菇4朵，盐、植物油、白糖、味精、水淀粉各适量。

做法：豆腐洗净，切成小块，置水中略泡后捞出；香菇泡发洗净，切成蓉，和豆腐块、水一起入锅煮至滚沸，加入盐、植物油、白糖调味，再淋入水淀粉调成芡汁，制成豆腐羹；杏仁用温水泡一下，去皮；

苹果洗净，去皮，切成粒，与杏仁搅匀；豆腐羹冷却后，加入杏仁、苹果粒、味精拌匀即可。

功用解析：杏仁可祛痰止咳、平喘、润肠，适合肺炎患者食用。

鱼腥草粥

原料：大米 100 克，鱼腥草、金银花、芦根、生石膏、冰糖各 30 克，竹茹 9 克。

做法：将鱼腥草、金银花、芦根、生石膏、竹茹放入砂锅中，加入适量水，浸泡 30 分钟，大火煮沸后转小火煮 20 分钟，去渣，取药汁；药汁中加入大米煮成粥，加入冰糖熬煮片刻即可。

功用解析：一日内分 2 次服用。本品适用于肺热壅盛型肺炎，有较好的辅助治疗效果。

芦根竹沥粥

原料：干芦根 60 克（鲜者加倍）、大米 50 克、冰糖 15 克、竹沥 30 克。

做法：将芦根加水煎，滤汁去渣，加大米和适量水，共煮为稀粥，加入竹沥、冰糖，稍煮后即可服食。

功用解析：用于肺热壅盛型肺炎的辅助治疗。

白菜袖子汤

原料：柚子肉 5 瓣、白菜 60 克、白糖适量。

做法：白菜洗净，切成块；将柚子肉放锅中煮沸 5 分钟，放入白菜块煮熟，再放入白糖调味即可。

功用解析：白菜性平，味甘，有清热解毒、化痰止咳、除烦通便等功效；余下的柚子皮也可以干煎汁，治疗肺炎兼有咳嗽者。

对症按摩要点

单纯性的肺炎仅靠穴位按摩治疗很难治愈，而且速度比较慢，建议患者以药物治疗手段为主，将按摩疗法作为辅助疗法，以免贻误病情。肺炎的按摩取穴，常用的有 3 个，即开胸理气的膻中穴、手太阴肺经上的中府穴以及具有止喘化痰功效的天突穴。支气管肺炎也可按摩肺俞、大椎、风池、肩井等穴位，另外，对脚掌前部的肺反应区进行刺激也可以有效缓解肺炎的症状。重症肺炎患者必须到医院就诊，以免延误病情，出现危险。

推荐按摩穴位

按揉膻中穴

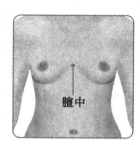

位置：胸部正中线上，两乳头连线与胸骨中线的交点。

按摩方法：取坐位或仰卧位，以左手大鱼际或掌根贴于穴位，逆时针方向按揉2分钟，以胀麻感向胸部放散为佳。

祛病功效：改善呼吸困难、咳嗽、胸部疼痛、肺炎等症。

按揉中府穴

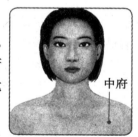

位置：胸前壁外侧，喙突起下方，第1肋间隙中。

按摩方法：取坐位或仰卧位，用中指点按中府穴不动，约半分钟，然后向外揉2分钟，当时即觉呼吸通畅，咳嗽症状可缓解。

祛病功效：可改善咳嗽、气管炎、支气管哮喘、肺炎等症。

点按天突穴

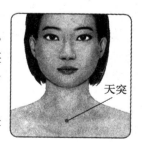

位置：颈部前正中线上，胸骨上窝凹陷的中央。

按摩方法：取坐位，用左手拇指指尖点于天突穴，指力沿胸骨柄的后缘向下点住不动1分钟，力度以不影响呼吸为宜。

祛病功效：可缓解咳嗽、咽喉肿痛、支气管哮喘、支气管炎、喉炎、扁桃体炎等。

慢性肝炎

慢性肝炎是指由病毒感染等原因引起，病程持续6个月以上的肝脏慢性炎症。慢性肝炎的病原以乙、丙、丁型肝炎病毒为主。根据其症状体征及肝脏的病理改变分为慢性迁延性肝炎和慢性活动性肝炎。慢性迁延性肝炎患者常见症状为乏力、食欲不振、肝区轻微疼痛，偶尔出现黄疸、肝脏轻度肿大。慢性活动性肝炎患者症状为乏力、厌食、腹胀、肝区痛等，中、重度黄疸，肝大，脾脏常可触及，肝病面容，有蜘蛛痣及肝掌。慢性肝炎对人体的危害非常大，每一个家庭都应该关注。

饮食宜忌

宜： 多吃些富含维生素的蔬菜和水果，比如芹菜、菠菜、黄瓜、番茄、苹果、生梨、香蕉、葡萄、柑橘等。

宜： 适量吃些脂类食物，最好选择易消化吸收的脂类，比如全脂牛奶、奶油、乳酪等。

宜： 吃富含微量元素的食物，比如芝麻、海藻、牡蛎、香菇、红枣等。

宜： 少量多餐。

忌： 忌饮各种酒类，包括含有酒精成分的饮料；忌食有刺激性的食物和调料，比如辣椒、芥末、韭菜等；忌吃冷、酸、涩的食物；忌吃高嘌呤食物，比如鸡汤、鱼汤、鸭汤等；忌吃辛热动火的食物，比如肥肉、羊肉等；忌吃煎炸和烧烤类的食物；忌吃粗硬的食物，比如饼干、核桃、栗子等；忌暴饮暴食；忌吃过多的高胆固醇食物；戒烟。

食疗妙方

双耳红枣粥

原料：干黑木耳、干银耳各5克，红枣5颗，大米100克，冰糖适量。

做法：将干黑木耳、银耳泡发，择去根蒂，除去杂质，撕成片状；将大米洗净，泡30分钟；红枣洗净，去核；将黑木耳、银耳与大米、红枣一同放入砂锅内，加水适量烧沸，转小火煮至成粥后，加入冰糖煮至溶化即可。

功用解析：适用于慢性肝炎患者的辅助治疗。

灵芝女贞丹参汤

原料：灵芝12克，女贞子15克，丹参、鸡内金各9克。

做法：将灵芝、女贞子、丹参、鸡内金处理干净，一起放入砂锅内，加适量清水，大火煮沸后转小火煎1小时取汁；砂锅中再加入适量清水，大火煮沸后转小火煎1小时，再取汁；将两次煎取的药汁合并，温服即可。

功用解析：此汤补肝肾、活血、助消化，适用于慢性肝炎见胁肋隐痛、劳则痛甚者。

砂仁豆芽瘦肉汤

原料：黄豆芽300克，砂仁6克，猪瘦肉100克，姜、葱、盐各5克，鸡蛋1个，淀粉20克，植物油、酱油各适量。

做法：将砂仁去壳，打成细粉；黄豆芽洗净，去须根；姜洗净切片；葱洗净切段；猪瘦肉洗净，切薄片，放入碗内，打入鸡蛋，加入淀粉、酱油、盐、砂仁粉、少许清水，拌匀上浆；油锅烧至六成热，爆香姜片、葱段，加入1升清水，烧沸，放入黄豆芽，再次煮沸后转小火煮20分钟，再用大火烧沸，加入猪瘦肉，煮至断生即可。佐餐食用，每日2次，每次吃猪肉50克，喝汤120毫升。

功用解析：本品中砂仁温辛，可补肝肾；黄豆芽清热利湿、消肿除痹，适用于急慢性病毒性肝炎患者的辅助食疗。

山药桂圆甲鱼汤

原料：甲鱼1只（约500克），山药30克，桂圆肉20克，姜5片，葱段、料酒、盐各适量。

做法：桂圆剥去外壳；山药清洗干净，去皮，切成5厘米长的段；将甲鱼刮去背壳的黑黏膜，去肠杂，头爪，洗净；用料酒、姜、葱段腌渍10分钟，然后将一半的姜、葱段放入甲鱼肚内，余下的放入锅内，同时加水、盐、料酒适量，与山药、桂圆肉同炖至烂熟即可。

功用解析：本品补阴虚，清血热，滋阴潜阳，适用于肝硬化、慢性肝炎、肝脾肿大、食欲缺乏等症。

枸杞炖母鸡

原料：枸杞子30克，母鸡1只，清汤1.25升，料酒10毫升，葱、姜、盐、胡椒粉各适量。

做法：母鸡处理洗净；葱姜切片备用；枸杞子洗净，装入鸡腹，然后放入钵内（鸡腹部向上），在鸡肚子内及外面分别摆上葱、姜，注入清汤，加盐、料酒、胡椒粉，隔水蒸2小时取出，拣去姜、葱，加盐调味即可。

功用解析：本品适用于体质虚寒、肝肾疾病、肺结核、便秘、失眠、低血压、贫血、近视眼等患者，对慢性肝炎、早期肝硬化、贫血等有较好的效果。

对症按摩要点

中医理论认为，肝炎主要是因为饮食不节和失节损伤了脾胃，使脾胃丧失了化湿的功能，于是湿热内生，困脾伤肝，造成肝胆脾胃不和，从而加剧了对正气的损伤，导致了肝炎的发生。

因此，按摩法治疗肝炎主要着眼于调理脾胃和肝胆的功能。对于常见的各种肝炎，按摩法事实上并不能治愈，主要作用在于减轻肝炎所引发的不适。对于慢性肝炎，按摩法或许有较好的辅助治疗效果。

慢性肝炎患者通常会有一系列的临床症状，身体状况不同的人表现也不一样，有的表现为失眠，有的表现为腹胀。不同的表现要采取不同的手法进行按摩。

失眠的患者可选取太阳、头维、上星、百会等穴位，施以点、按、揉等手法，按摩15～30分钟；腹胀患者宜选取膻中、中脘、天枢等穴，按顺时针方向，以中等力度按摩20分钟，再取肾俞、大肠俞、足三里等穴位，用点、按、重揉手法，按摩10～15分钟；肝区不适及疼痛者，取肝俞、胆俞、章门及中脘等穴位，用轻揉慢按手法按摩；全身症状较多的患者，可用综合手法进行40～60分钟的全身推拿按摩。

一般每日或隔日按摩1次，经过一个疗程(15次)的按摩治疗，患者的症状就会明显改善；3～4个疗程之后，症状大多消失，肝功能可恢复或接近正常。

推荐按摩穴位

按揉肝俞穴

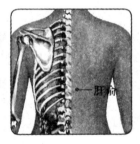

位置：肩胛骨内侧，在第9胸椎棘突下旁开1.5寸处。

按摩方法：用双手拇指先顺时针方向按揉肝俞穴约2分钟，再逆时针方向按揉约2分钟，以局部有酸胀感为宜。

祛病功效：治疗肝功能异常、肝大、厌食油腻等。

按揉脾俞穴

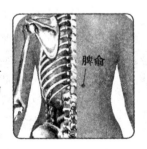

位置：背部，第11胸椎棘突下旁开1.5寸处。

按摩方法：两手拇指分别按于左右脾俞穴上(其余四指附着在肋骨上)，按揉约2分钟，以局部有酸胀感为佳。

祛病功效：治疗食欲不振、腹胀、腹泻、黄疸等。

胃痛

胃痛又称胃脘痛，是指以上腹胃脘部、近心窝处经常发生疼痛为主症的消化道疾病，常伴胃酸、吐清水、食欲不振、便溏或便秘。胃脘痛多由急、慢性胃炎，消化性溃疡、胃下垂、胃肿瘤等引起。中医认为其病因病机主要与气机不畅、脉络痹阻、脏腑功能失调有关，多由寒邪犯胃，肝气郁结，饮食停滞或脾胃虚寒引起。临床上以脾胃虚寒引起的胃痛最为常见。

饮食宜忌

宜：食补脾益气、醒脾开胃消食的食物，如大米、籼米、锅巴、薏米、熟藕、栗子、山药、扁豆、豇豆、牛肉、鸡肉、兔肉、牛肚、猪肚、鳜鱼、葡萄、红枣、胡萝卜、土豆、香菇等。

宜：食具有滋养胃阴作用的食物，如小麦、牛奶、鸡蛋、猪肉、鸭肉等。

宜：食有润养胃津作用的食物，如银耳、燕窝、枇杷、梨、苹果、番茄、乌梅、豆腐等。

忌：忌长期吸烟、饮酒。

忌：食物过冷过热、过粗糙坚硬。

忌：食浓茶、咖啡和辛辣刺激性食物。

忌：过多饮用汽水、汤饭等，因其稀释胃液，减少胃蛋白酶的形成，会削弱胃的消化功能。

忌：食性质寒凉，易损伤脾胃的食品，如苦瓜、柿子等。

忌：食味厚滋腻，容易阻碍脾胃运化功能的食物。

食疗妙方

佛手排骨汤

原料：猪肋排、佛手瓜各300克，杏仁20克，姜片、葱段、料酒、盐各适量。

做法：猪肋排洗净，顺骨缝切成单根，斩成 3 厘米长的段，入沸水中焯片刻，用温水冲去血沫；佛手瓜洗净，切成块；杏仁用温水泡软；锅内倒入适量清水，放入焯好的猪肋排段、杏仁、姜片、葱段、料酒，大火烧沸后转小火煲 1 小时，放入佛手瓜块，大火烧沸后转小火煲 30 分钟，加入适量盐调味即可。

功用解析：本品可健脾开胃、祛风解热。

香姜牛奶

原料：丁香 2 粒、姜汁 1 茶匙、牛奶 250 毫升、白糖少许。

做法：丁香、姜汁、牛奶放在锅内煮沸，除去丁香，加少许白糖搅匀即可。

功用解析：本品有降逆气、止呕吐的功效。丁香味辛、性温，具有温中降逆、补肾助阳的作用，是一味很好的温胃药，对寒邪引起的胃痛、呕吐、呃逆、腹痛等均有良效。

姜韭牛奶羹

原料：韭菜 250 克、生姜 25 克、牛奶 250 毫升。

做法：韭菜、生姜洗净，切碎，捣烂，以洁净纱布绞取姜汁，放入锅内；姜汁中加牛奶或奶粉，加适量水，加热煮沸即可。

荜茇头蹄

原料：羊头 1 个，羊蹄 4 只，荜茇、干姜各 30 克，胡椒 10 克，葱白 50 克，豆豉、盐各适量。

做法：羊头、羊蹄洗净，去毛，放锅中，加适量水，炖至五成熟；加入荜茇、干姜、胡椒、葱白、豆豉、盐，小火继续煨炖至熟烂即可。

功用解析：本品有温脾胃、补虚劳的功效。荜茇性热，味辛，温中散寒，下气止痛，醒脾开胃，属芳香性调味品，适宜脾胃宿冷、不思饮食、心腹冷痛、呕吐泛酸、肠鸣泄泻患者作为调料食用。

参芪清蒸羊肉

原料：熟羊肋条肉500克，水发香菇1朵，水发玉兰片3片，党参、黄芪各15克，葱段、姜片、花椒、盐、鸡精、胡椒粉、清汤、鸡汤各适量。

做法：党参、黄芪放入砂锅中，用清水煮2次，煮至剩30毫升，去渣，取药液备用；羊肉洗净，切片；水发香菇、水发玉兰片分别洗净备用；取一只大碗，依次将玉兰片、香菇、羊肉整齐地码在上面，加入葱段、姜片、花椒、盐、鸡精、胡椒粉、鸡汤、参芪药液，用盘扣住，大火上笼蒸30分钟取出；揭去盘子，余汁倒入锅内，加入清汤，撇去浮沫，浇在羊肉上。

功用解析：本品温中益气，健脾利湿。不仅能用于胃病的辅助治疗，还适用于气血不足、身倦乏力、久泻、子宫脱垂、小便频数等症。

良姜炖鸡块

原料：公鸡1只，良姜、苹果各6克，陈皮、胡椒各3克，葱、酱油、盐、醋各少许。

做法：公鸡去毛及内脏，洗净，切块；将鸡块放在锅中，加入良姜、苹果、陈皮、胡椒及葱、酱油、盐、醋；加水以小火煨炖至熟烂即可。

功用解析：本品有补虚散寒、理气止痛的功效。良姜温胃散寒，行气止痛；陈皮健脾理气；鸡肉温中益气、补虚健胃、活血脉。

对症按摩要点

胃病是众多胃部疾病的统称。由于胃部每天都要接受刺激，所以很多胃病都很难快速治愈，而按摩疗法的综合调理功能，正适合胃病这种容易反复发作的疾病。俗话说，胃病三分靠治，七分靠养。按摩法便是一种极好的治养兼得的手段。按摩法治疗胃病所取的穴位，以足阳明胃经中颈部以下诸穴效果较为明显。长期刺激足底的胃部反应区对于增强胃功能亦有不错的效果。另外，胃病患者要保持愉快的心情，生气郁闷都可导致胃病的加重。

推荐按摩穴位

按揉足三里穴

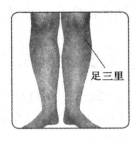

位置：胫骨外侧，在膝盖下方约 3 寸宽处。

按摩方法：以拇指指腹着力，以顺时针方向稍用力按揉足三里穴约 2 分钟，然后再以逆时针方向按揉约 2 分钟，分别做左右两腿，以局部感到酸胀为佳。也可膝盖稍屈曲取穴按摩。

祛病功效：治疗胃痛、腹痛、食欲不振、恶心、呕吐、腹泻、便秘等。

按揉中脘穴

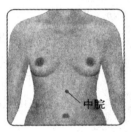

位置：胸骨下端和肚脐连线中点。

按摩方法：用拇指或中指按压中脘穴约半分钟，然后顺时针方向按揉约 2 分钟，以局部感到酸胀为佳。

祛病功效：治疗胃痛、胃胀、反酸、呕吐、腹胀、腹痛、腹泻、便秘等。

点按内关穴

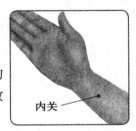

位置：手臂的内侧中间，腕横纹上约 2 寸宽处。

按摩方法：用拇指或示指稍用力点按内关穴约 1 分钟，两手交替按摩，以酸胀感向腕部和手放散为佳。

祛病功效：治疗胃痛、呕吐、呃逆、胸闷、胸胁痛、失眠、心烦、心悸、心绞痛、中暑、偏头痛等。

结石

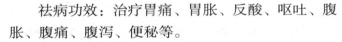

结石是导管腔中或者器官腔中形成的固体块状物，其核心部分是由脱落的上皮细胞、细菌团块、寄生虫卵或虫体、粪块或异物

组成，然后无机盐或有机物再层层沉积核心之上而形成。结石主要见于胆囊、膀胱、肾盂中。结石容易造成器官腔梗阻，出现疼痛、出血或感染等症状。

饮食宜忌

宜：多膳食纤维饮食可减少胆结石的形成。可选用质地软、刺激性小的膳食纤维品种，如豆胶、藻胶、果胶等，做成风味食品或加入主食。

胆汁酸可以溶解胆固醇，这个过程需要维生素 C 参与，如缺乏维生素 C，就会导致胆汁中的胆固醇呈饱和状态，易沉淀析出和结晶而形成结石。

适当多吃含维生素 A 的食物，它可以维护黏膜的健康，提高机体抵抗细菌入侵的能力。维生素 A 对结石所致的炎症有很好的防治效果。

多饮水也可防止结石形成。

忌：限制脂肪摄入以避免其刺激胆囊收缩，从而缓解结石带来的疼痛。

忌：忌食或少食动物内脏、蛋黄、咸鸭蛋、松花蛋、鱼子、蟹黄等食物，每天膳食的脂肪总量应控制在 40～50 克，胆固醇在 300 毫克以下。

食疗妙方

利胆消石茶

原料：金钱草 300 克、炒黄柏 150 克、炒枳实 135 克、大黄 45 克。

做法：金钱草、炒黄柏、炒枳实、大黄一起研为末；每次取 45 克，放入暖壶中，倒入沸水，加盖焖 20 分钟；服用时倒出，稍凉后代茶饮。

功用解析：本品具有清热利湿、通淋、化痰散痞、清热解毒的作用。几味合用，可治疗肝胆结石、尿路结石。

竹笋炖鸭胗

原料：鸡内金、黑木耳各30克，鸭胗100克，竹笋200克，料酒20克，葱花15克，姜丝10克，植物油、盐各适量。

做法：将竹笋洗净切片；鸡内金研成细粉；鸭胗切片；黑木耳发透去泥沙及蒂；将植物油放炒勺内，烧至六成热时，加入葱花、姜丝炒香，放入鸭胗片、竹笋片、黑木耳及料酒、盐，炒熟后加入鸡内金粉炒匀即可。

花生仁炖莲子

原料：花生仁、莲子肉各40克，白糖适量。

做法：花生仁洗净，用清水浸泡30分钟；莲子肉洗净；将花生仁和莲子肉放入锅内，加适量水大火煮沸，转用小火炖1小时，加入适量白糖，再继续小火炖30分钟即可。

功用解析：花生中含有不饱和脂肪酸，有降低胆固醇的作用，并且益肾通淋，适合肾结石患者食用。

玉米须炖蚌肉

原料：干玉米须50克、蚌肉200克。

做法：将玉米须用清水浸泡15分钟；蚌肉清洗干净备用；将泡好的玉米须与蚌肉一同放入砂锅内，加适量水，大火煮沸后转小火煮至烂熟，喝汤吃肉。

功用解析：本品利湿通便，平肝泄热，降压利胆退黄，适用于胆囊炎、泌尿系结石、黄疸型肝炎等症的辅助治疗。

薏米蒸鸡

原料：鸡1只，薏米30克，核桃仁、鸡内金、海金沙、琥珀、姜片、地黄各15克，红枣、盐、葱段各10克，料酒20毫升，香油30毫升。

做法：将薏米、核桃仁、鸡内金、海金沙、琥珀、地黄、红枣放入锅内，加水500毫升，置中火上煎煮25分钟，过滤，留药汁；鸡处理洗净，抹上料酒、盐，把葱段、姜片放入鸡腹内，将煎煮好的药汁同鸡放入蒸盆；把蒸盆置蒸笼内，中火蒸1.5小时即可。

金钱银花炖瘦肉

原料:金钱草 80 克(或鲜品 200 克)、金银花 60 克(或鲜品 150 克)、猪瘦肉 600 克、黄酒 20 克。

做法:金钱草、金银花洗净,用纱布包好;猪瘦肉洗净,切块,与纱包共置于砂锅内,加适量清水浸没;用大火烧沸后加黄酒,改用小火炖 2 小时;取出药包,挤干,盛入碗中即可。

功用解析:本品健脾和胃,利胆消炎。

冰糖胡桃

原料:胡桃仁、冰糖、香油各适量。

做法:将胡桃仁、冰糖、香油同放入搪瓷或陶瓷盆中;将笼屉放在锅上,大火烧沸;将装有胡桃仁的陶瓷盆放在笼屉上,隔水蒸 3~4 小时即可。

功用解析:适用于胆石症患者,也适用于慢性气管炎、支气管哮喘、肺气肿、肺心病的老年人,小便频数、阳痿、遗精、腰膝酸软、腿脚无力、头昏眼花的中年人,神经衰弱、营养不良者及生长发育的青少年和儿童。

对症按摩要点

结石的产生,通常与人体新陈代谢紊乱以及精神状态的低落有密切关系。因此,按摩法治疗结石病的主要方向,便是调节人的精神状态(这常常与内分泌系统有关),保持正常的新陈代谢水平,其取穴也多以改善内分泌、增强脏器功能为主。由于结石最常产生于泌尿系统及肝胆之中,所以在预防结石的日常按摩中,可以有意识地偏重于这两个系统的相关穴位,以提高按摩的针对性和有效性。对于较为严重的结石患者,应该及时做手术,将结石取出来,以免造成严重的危害。

推荐按摩穴位

按揉日月穴

位置：乳头直下，第 7 肋间隙。

按摩方法：取立位或仰卧位，拇指螺纹面按于日月穴，其余四指放在肋骨上，顺时针方向按揉 2 分钟，用力宜适中，以局部有酸胀感和轻度温热感为度。

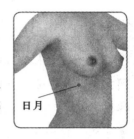

祛病功效：对胆囊炎、胆系结石、胆道蛔虫症等具有很好的辅助治疗效果。

点揉胆俞穴

位置：肩胛骨内侧，第 10 胸椎下旁开 1.5 寸处。

按摩方法：取坐位或立位，两手握拳，用 4 指掌指关节突起部点揉胆俞穴约 2 分钟，以局部有酸胀感为佳。

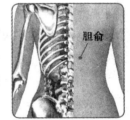

祛病功效：经常按摩胆俞穴可增强胆腑的功能，对胆囊炎、胆石症、胆道蛔虫症等均有很好的辅助治疗效果。

按揉肾俞穴

位置：腰部，第 2 腰椎棘突下旁开 1.5 寸处。

按摩方法：按摩者用两手拇指按压被按摩者肾俞穴 1 分钟，再按顺时针和逆时针方向按揉各 1 分钟，以局部感到酸胀为佳。

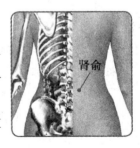

祛病功效：经常按摩对消除肾结石有很好的效果。

慢性腹泻

慢性腹泻指病程在两个月以上或间歇期在2～4周的复发性腹泻。中医学认为腹泻的主要病变在于脾胃与大、小肠。其致病原因分以下几种：感受外邪，以湿邪兼加寒邪或湿邪兼加热邪伤及脾胃为常见；饮食所伤，表现为脘腹胀痛、粪便臭秽、嗳腐吞酸等症状；情致失调，表现为每因情绪紧张或抑郁恼怒而作腹痛即泻，平素多伴有胁肋胀痛、嗳气少食等症状；脾胃虚弱，表现为大便不成形、泄泻时作时止、大便次数增多、饮食减少等症状，劳累或稍食油腻时易发作。年老体弱或久病、或房事过度则导致脾肾阳虚，表现为黎明之前脐腹作痛、泻下完谷、形寒肢冷、腰膝酸软等症状。

饮食宜忌

宜：宜食新鲜易消化食物。

宜：食半流汁、软食。

宜：食有收敛止泻作用的食品，如石榴、苹果、苋菜、大蒜、姜、浓茶水、萝卜等。

宜：多食具有健脾扶正、化湿祛邪以及补泻兼顾的食物，如白扁豆、薏米、红小豆等。

寒湿（风寒）型泄泻者宜吃温中散寒、祛风化湿的食品。

湿热（暑湿）型泄泻者宜吃清热化湿或淡渗利湿之物。

伤食型泄泻者宜吃消食化积导滞食品或清淡之物。

脾虚型泄泻者宜吃补气健脾食物。阳虚型泄泻者宜吃热性温暖食品。肝脾失调泄泻者宜吃疏肝健脾之物。

忌：忌食油腻及生冷之物；忌食多含粗纤维的食品；忌暴饮暴食。慎食过于寒凉或温热之食品，如西瓜、甲鱼、牛肉等。

食疗妙方

猪肾羹

原料：猪腰 1 对，补骨脂 10 克，盐、鸡精各适量。

做法：鲜猪腰洗净，去筋膜、臊腺，切成块，在表面划割细花；猪腰与补骨脂入砂锅内，加 1 升水煎煮 1 小时，加盐、鸡精调味即可。

功用解析：猪腰补肾；补骨脂补肾壮阳，止泻。猪腰味甘咸、性平，有补肾强腰、益气的作用；补骨脂补肾助阳、纳气平喘、温脾止泻，主治肾阳不足、腰膝冷痛、尿频、泄泻。二者同用，补益效果更佳。

马齿苋粥

原料：鲜马齿苋 250 克（或干马齿苋 50 克）、大米 50 克。

做法：鲜马齿苋洗净、剪碎，加适量水，煎煮 30 分钟，捞去药渣；再加入淘净的大米，继续熬煮成粥即可。

功用解析：马齿苋有散热解毒、止痢的功效，大米具有养胃的功效。马齿苋与大米共煮成粥，具有健脾胃、清热止痢的功效。

莲子生姜粥

原料：带壳莲子 100 克、生姜 25 克、桂圆 30 克、冰糖 10 克、大米适量。

做法：将莲子去壳打碎，生姜洗净，切成小碎粒；桂圆剥壳；砂锅中放清水煮沸后放入莲子、大米煮 30 分钟；将生姜、桂圆、冰糖放入砂锅内煮成稀米粥即可。

功用解析：适用于噤口痢（即下痢而不想吃东西），体质虚弱或病后产后之脾胃虚弱、大便溏稀、心悸怔忡、失眠多梦、气短乏力、食欲不振，以及妇女血虚腰酸、白带增多，男子肾气虚之遗精、早泄、性功能减退。

马齿苋白糖茶

原料：马齿苋 50 克、白糖 30 克、茶叶 10 克。

做法：将新鲜的马齿苋清洗干净，沥干水，切成小段；将切好的马齿苋与白糖、茶叶同放入砂锅中，加适量水，先用大火煮沸后用小火煎煮片刻；滤除残渣，将药茶汁倒入茶壶直接饮用即可。

功用解析：适用于小便不利、肠炎、热毒泻痢、痈肿疮疖、丹毒、崩漏、便血、痔血、赤白带下、热淋、细菌性痢疾患者。

姜茶乌梅饮

原料：生姜 10 克、乌梅肉 30 克、绿茶 5 克、红糖适量。

做法：生姜洗净，切丝；乌梅肉用刀切碎；将切好的生姜、乌梅肉与绿茶共放保温杯中，以沸水冲泡，盖上盖子温浸 30 分钟，加入适量红糖即可。

扁豆花馄饨

原料：白扁豆花、猪瘦肉各 100 克，面粉 150 克，酱油、味精、盐、胡椒各适量。

做法：白扁豆花选取正开放者，以沸水焯过，将花捞出留汤备用；将猪肉清洗干净，剁成肉泥，胡椒炸后碾末，加酱油、盐、味精拌成馅；将焯白扁豆花的水放凉，用来和面，压成薄面皮，切成三角形，包小馄饨，煮熟即可。

功用解析：适用于脾虚泄泻、食少便溏、细菌性痢疾。

对症按摩要点

腹泻有急性和慢性之分，急性腹泻常由饮食不洁、细菌感染引起，一般在较短时间内能恢复健康。按摩治疗腹泻主要是针对慢性腹泻。操作时，以指点按法，重点作用于中脘穴至气海穴、关元穴，以达到舒筋活血、解痉止痛、消除疲劳和放松肌肉的目的。后于腹部施以顺时针摩法，以有温热感渗透至深层为度，以达到疏气活血、消肿止痛、消积导滞、健脾和胃、调补脏腑的作用。腹部按摩所用的力量要由轻而重，一般频率为每分钟 50～150 次，开始稍慢，逐渐加快。腹部按揉手法注意要缓慢，且用力由轻到重。腹泻较严重者需要到医院诊治，避免造成脱水。

推荐按摩穴位

按揉中脘穴

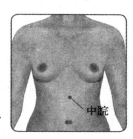

位置：胸骨下端和肚脐连接线中点。

按摩方法：用拇指或中指点按中脘穴 1 分钟，顺时针方向揉 2 分钟，以局部有酸胀感为佳。

祛病功效：治疗消化系统疾病，如腹泻、腹痛、腹胀、呕吐、便秘等，此外对青春痘、精力不济、神经衰弱等也很有效。

按揉天枢穴

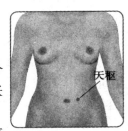

位置：肚脐两侧约 2 寸处。

按摩方法：用拇指顺时针方向按揉天枢穴半分钟，然后逆时针方向按揉 2 分钟，以局部感到酸胀并向整个腹部放散为好。

祛病功效：治疗腹泻、痢疾、腹痛、腹胀、便秘等肠胃病。

按揉脾俞穴

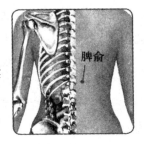

位置：背部第 11 胸椎棘突下旁开 1.5 寸处。

按摩方法：两手拇指按在左右脾俞穴上，按揉约 2 分钟，至局部有酸胀感为佳。

祛病功效：按揉此穴可治疗腹泻、痢疾、腹胀、呕吐、便血等脾胃肠道疾病。

便秘

便秘就是大便不通。引起便秘的原因很多，常发生在久坐、缺乏运动、粗纤维食物摄入过少的人群中，女性比男性更容易便秘。

主要症状为大便秘结不通、粪便干燥艰涩难解。可能伴有食欲减退、口苦、腹胀、焦虑等表现。患便秘的人易疲劳、乏力、失眠、颈肩僵硬,女性易出现月经不调、粉刺、雀斑、皮肤粗糙等症状。

饮食宜忌

宜多饮水,晨间空腹喝淡盐水或蜂蜜水效果最佳,也可喝果汁、茶水;

多摄入富含膳食纤维的粗粮(玉米、燕麦、小米、麦麸)或酸奶、红茶,有助于润肠防腐通便。

多食蔬菜,如菠菜、圆白菜,其中含有大量叶酸,具有良好的通便作用。

常吃香蕉,香蕉含有大量的镁,具有良好的通便作用。

适度增加脂肪的摄入有助于润肠,增加豆油、花生油等烹调用油量;松子仁、瓜子仁、杏仁、桃仁等也含有大量油脂,可滑利肠道、通便。

宜: 吃能产气的食物,如洋葱、豆制品、萝卜等来刺激肠道蠕动。

忌: 忌食烈酒、浓茶、咖啡、芥末、蒜、辣椒等刺激性食物。这些食物会助火伤津,容易引起便秘。

忌: 食荤腥厚味的食物。

忌: 过多食用糯米、高粱等。糯米、高粱属温热食物,使大便坚硬,高粱中所含的丹宁还有收涩的作用,使便秘者病情加重。

忌: 过多食用莲子、柿子等。二者均有较强的收涩作用,会加重便秘。

忌: 过多食用糖,糖会减缓胃肠蠕动,使便秘加重。

食疗妙方

决明子蜂蜜饮

原料:决明子10~15克、蜂蜜20毫升。

做法:决明子放入炒锅,小火炒至微微发黄,盛出稍凉;将决明子捣碎加适量清水煎煮10分钟左右,拌入蜂蜜搅匀。

功用解析：决明子润肠缓泻，用于治疗肠燥便秘。蜂蜜补肾脾、润肠、润肺，利于通便。

首乌红枣粥

原料：何首乌 50 克、红枣 3 颗、冰糖 30 克、大米 100 克。

做法：先将何首乌加水入砂锅煎取浓汁，去渣，与淘洗干净的大米、红枣一同入锅，加适量水；先用大火烧沸，加冰糖转用小火熬煮成稀粥即可。

功用解析：何首乌味甘、涩，性微温，能补肝肾、益精血，有促进肠道蠕动、促进红细胞生成、增强免疫功能、降低血糖的作用；红枣可健脾养胃，润肠。二者同煮粥，对便秘者有较好的食疗功效。

黄豆糙米南瓜粥

原料：黄豆 50 克、糙米 100 克、南瓜 120 克、盐适量。

做法：黄豆洗净泡 3 小时，糙米洗净泡 1 小时；南瓜洗净，去皮，切成小块；在锅中加入黄豆和 6 杯水，用中火煮至黄豆酥软，加入糙米及南瓜块，转大火煮沸，再改小火慢煮至豆酥瓜香，加盐调味即可。

功用解析：本品对经常便秘的人大有裨益，可促进肠道蠕动，加快排出废物。

紫菜芝麻饭

原料：紫菜 100 克，黑芝麻、白芝麻各 120 克。

做法：将紫菜除去泥沙并剪成细丝，再将黑芝麻、白芝麻用擀面杖擀碎备用；把处理好的紫菜、黑芝麻、白芝麻拌在一起，搅拌均匀，储存在干燥的瓶子里，每餐舀一两勺和米饭拌在一起吃。

功用解析：适用于精亏血少之肠燥便秘以及中青年女性气虚血少之便秘。

二仁通幽汤

原料：核桃仁、郁李仁各 9 克，当归尾、小茴香各 5 克，藏红花 2 克。

做法：将核桃仁、郁李仁、当归尾、小茴香、藏红花一同放入砂锅内，加水煎沸后去渣取汁，代茶饮用。

功用解析：此方具有润肠通便、行气化瘀、消胀的功效。核桃仁、当归活血祛瘀,润肠通便；郁李仁润燥滑肠,下气利水；小茴香行气化瘀;红花活血。

姜汁菠菜

原料：菠菜250克，生姜25克，盐、香油、味精、醋、花椒油各适量。

做法：菠菜去须根，留红头，洗净切小段，放入沸水锅内略焯后捞出，沥水，装盘抖散，晾凉备用；生姜切碎，加适量水泡15分钟成姜汁，加入盐、香油、味精、醋、花椒油，调匀淋到菠菜上拌匀即可。

功用解析：适用于肠燥便秘、老年便秘、习惯性便秘、痔疮、小便不通、肠胃积热、胸膈烦闷等患者。

桃花馄饨

原料：毛桃花30克(湿者)，面粉90克，猪瘦肉100克，鸡汤500毫升，葱、生姜、盐、味精各适量。

做法：将猪瘦肉洗净，切碎，和葱、生姜剁成肉泥，加盐、味精调成馅备用；毛桃花洗净，稍晾干备用；将面粉与毛桃花加水适量揉成面团，静置15分钟；然后用擀面杖将面团擀成面皮与馅做成馄饨，入鸡汤中煮熟即可。

功用解析：适用于大便秘结、腹痛腹胀、胀痛不通的患者，也可用于瘀血阻滞的病症。

黑木耳红枣汤

原料：黑木耳5克、红枣30克。

做法：将黑木耳加水泡发；将红枣洗净；二者一起入锅，加适量清水煮烂。每日食用1~2次。

功用解析：此方具有益气滋阴、祛瘀止血的功效，多用于便秘及痔疮出血。

香蕉粥

原料：去皮香蕉 200 克、大米 50 克、香油适量。

做法：将香蕉切块，与大米一起放入锅中，加入适量清水共煮；先用大火烧开，再用小火慢熬；待粥熟后，加入适量香油调味即可。每日早晚食用。

功用解析：香蕉能够清热、润肠、通便，香油能补虚、润肠。此方具有清热、解毒、润肠的功效，善治痔疮出血、便秘等症。

无花果炖猪蹄

原料：无花果 100 克，树地瓜根 100 克，金针花根 12～24 克，奶浆藤 100 克，猪前蹄膀 2 只，生姜、葱、料酒、盐、味精、白糖各适量。

做法：将树地瓜根、金针花根、奶浆藤洗净，切片，装入纱布袋之中，扎紧袋口；将无花果洗净，切开；将猪蹄拔去毛，洗净，用刀划口；将生姜洗净切片，将葱择洗净，切段；将纱布袋、无花果、猪蹄、生姜片、葱段和料酒、盐、白糖一起放入锅中，加入适量清水共煮；先用大火烧开，将浮沫撇去后，再用小火慢炖；待猪蹄熟烂后，将纱布袋除去，加入适量味精调味即可。食肉饮汤。

功用解析：无花果健胃、润肠，树地瓜根清热、解毒，金针花根养血平肝、利尿消肿，奶浆藤消肿解毒、行气活血，猪蹄补血、消肿。此方具有健胃清肠、消肿解毒、祛风的作用，善治痔疮、便秘。

丝瓜猪肉汤

原料：丝瓜 250 克，猪瘦肉 200 克，姜丝、盐各适量。

做法：将丝瓜洗净，切块；将猪瘦肉洗净，切片；将丝瓜、猪瘦肉、姜丝放入锅中，加入适量清水煲汤；待汤好后，加入少量盐调味。每日 2～3 次。

功用解析：丝瓜清热解毒，猪瘦肉滋阴、养血、润燥。此方清热利肠、解暑除烦，多用于便秘及内痔便血初期。

对症按摩要点

按摩法治疗便秘的出发点是调理肠胃。对肠胃功能有明显作用的穴位多集中在腹部，比如天枢穴、中脘穴、关元穴，而支沟穴虽然位于前臂，却是治疗便秘的特效穴，对于治疗各种便秘都是必不可少的要穴。另外，合谷穴、足三里穴和三阴交穴对于调理肠胃、增强体质也有不容忽视的良好效果，按摩时可以兼而取之。在穴位按摩之外，摩腹与刺激反射区等方式对于通肠利便也很有帮助。总的来说，按摩法治疗便秘以腹部按摩为主，并可以由患者本人自助完成，按摩手法宜轻快、灵活，每天可以按摩 2 次以强化疗效。

推荐按摩穴位

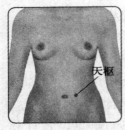

按揉天枢穴

位置：肚脐两侧约 2 寸处。

按摩方法：指腹按压天枢穴半分钟，再顺时针方向按揉 2 分钟，逆时针方向按揉 2 分钟，以局部感到酸胀并向整个腹部放散为好。

祛病功效：治疗便秘、腹痛、腹胀、腹泻、痢疾等胃肠病。

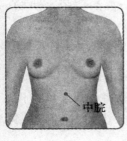

按揉中脘穴

位置：胸骨下端和肚脐连接线中点处。

按摩方法：指腹按压中脘穴半分钟，再顺时针按揉约 2 分钟，以局部有酸胀感为佳。

祛病功效：治疗便秘、腹胀、腹泻、腹痛、腹鸣、吞酸等消化系统疾病。

按揉支沟穴

位置：手背腕横纹正中上约 4 横指宽处，在前臂两骨头之间的凹陷中。

按摩方法：用拇指指腹或指节向下按压支沟穴，或以顺时针方向按揉约2分钟，以局部有酸胀感为佳。

祛病功效：治疗习惯性便秘、胁痛、肩臂酸痛等。

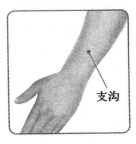

贫血

贫血是各种不同病因引起的综合病症。血液中红细胞数和血红蛋白量明显低于正常值时就被称为贫血。临床症状可见面色苍白、呼吸短促、失眠心慌、头晕耳鸣、健忘、月经涩少、舌淡脉细等。按摩是治疗贫血较为有效的辅助疗法，通过刺激相应的穴位，调节各脏腑的功能，尤其是脾胃生化气血的功能，从而可达到补血益气的目的。

饮食宜忌

宜：宜食含铁丰富的食物，如动物肝脏、瘦肉、奶制品、豆类、苹果、绿叶蔬菜等；宜食维生素C丰富的新鲜蔬果，维生素C与含铁食物同时摄入能提高膳食中铁的吸收和利用。

宜：食含有优质蛋白质的食物，如鱼类、牛奶等。

宜：饮葡萄酒。

忌：忌饮茶，尤其是浓茶，茶中鞣酸会沉淀铁剂，尤其不可吃饭时饮茶。

忌：偏食，素食者注意摄入含铁食物；忌摄入过多的脂肪、糖、盐；忌摄人牛奶过量，牛奶中所含的磷会影响人体对铁的吸收。

忌：摄入大蒜过多，大蒜能降低血糖含量，减少血红蛋白和红细胞，贫血者应少食；忌食用蚕豆过多，蚕豆易引起溶血性贫血，不利于治疗。

食疗妙方

桂圆桑葚粥

原料：桂圆肉15克、桑葚30克、糯米100克、蜂蜜适量。

做法：桂圆肉、桑葚、糯米一同入锅，加适量清水煮粥，粥成调入蜂蜜即可。

功用解析：本方润肺补中、养血滋阴、补肝肾。桑葚有补肝益肾、滋阴养血、黑发明目、祛斑延年的功效。

红枣糯米粥

原料：羊胫骨1根、红枣50克、糯米100克、红糖适量。

做法：将羊胫骨洗净，砸碎，放入锅中先用大火熬开，然后改用小火熬15分钟左右，取汤汁备用；再将洗净的糯米、红枣放入上述熬好的羊胫骨汤汁中煮成粥；粥熟后加入适量红糖调食即可。

功用解析：诸药合用具有益精血、补脾胃的功效。贫血、体质虚弱、气血不足之人尤为适用。

木瓜蜜奶汁

原料：木瓜500克、鸡蛋1个、牛奶500毫升、蜂蜜适量。

做法：木瓜去皮、子，切小块备用；鸡蛋煮熟，取蛋黄备用；将木瓜块、鸡蛋黄放入榨汁机中，加入蜂蜜、牛奶搅打成汁即可。

功用解析：木瓜中含有一种酶，能消化蛋白质，有利于人体对食物进行消化和吸收。牛奶是滋补强壮之饮品，鸡蛋也是日常保健品。几味合用，有益气养血的功效。

黄精炖猪瘦肉

原料：黄精50克，猪瘦肉200克，葱、姜、料酒、盐、鸡精各适量。

做法：将黄精、猪瘦肉洗净，分别切成小块；葱洗净切段；姜洗净切片备用；将黄精和猪瘦肉放入砂锅内，加适量水，放入葱段、姜片、料酒隔水炖3小时至熟，加盐、鸡精搅拌均匀，稍炖即可。

功用解析：本品养脾阴、益心肺。黄精补气、养阴、健脾、润肺、益肾，用于脾胃虚弱、体倦乏力、口干食少、肺虚燥咳、精血不足、内热消渴。

对症按摩要点

在各种类型的贫血当中，以缺铁性贫血最为常见，按摩对缺铁性贫血有一定的辅助功效。按摩治疗法的目标在于补血益气，这主要涉及心、肝、脾、肾等内脏，特别是脾胃生化气血的功能。按摩治疗贫血往往采用多个穴位组合按摩的方法，所取穴位多具滋补强壮作用，如肝俞、内关等。按摩足底肾、肝、肺反射区也有较好的效果，以实现系统治疗、强化疗效的目的。需要指出的是，对于贫血的日常调理，仅靠按摩是远远不够的，饮食方面的补充以及生活习惯方面的改善也需要同步跟进。

推荐按摩穴位

按揉巨髎穴

位置：在面部，瞳孔正中直下和鼻翼下缘的交点处。

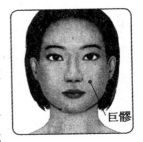

按摩方法：用双手示指按于两侧巨髎穴，顺时针方向按揉约2分钟，以局部感到酸胀并向面部放散为好。

祛病功效：经常按摩可促进面部的血液循环，提升气色，帮助消除因贫血所致的面色苍白、干燥、浮肿等症。

按揉内关穴

位置：手臂的内侧中间，腕关节横纹上约2寸处。

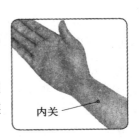

按摩方法：前臂半屈，用一侧手拇指指腹按在另一侧内关穴，顺时针方向按揉3分钟，手法宜深

沉用力。

祛病功效：经常按摩可缓解贫血所致的心烦、心慌心悸。

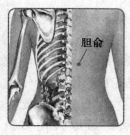

按揉肝俞穴

位置：肩胛骨内侧，第9胸椎下旁开1.5寸处。

按摩方法：取坐位，两手握拳，用四指的掌指关节突起部点揉肝俞穴，同时做向下移动，用力按揉约2分钟，以局部有酸胀感为佳。

祛病功效：经常按摩肝俞穴可增强肝脏功能，缓解贫血症状。

关节炎

关节炎是较为常见的心脏外损害疾病，其特点是游走性和多发性关节疼痛，以大关节受累为主，偶见累及小关节，局部出现红、肿、痛、热及功能障碍。本病属中医"痹证"范畴，多为风、寒、湿三邪痹阻关节、经络所致，当以疏风、利湿、养血、行气为治。

饮食宜忌

风热型和湿热型：风热型表现为关节游走性疼痛，发热，咽痛，便秘，小便短赤，苔厚，舌红，脉数或弦数明显增快；湿热型表现为低热、胸闷、食欲不振、关节肿痛、有积液、舌质红、苔白腻、脉滑数等，应吃寒凉食物，如生梨、绿豆、薏米粥、苦菊、芦根等，可以协助清除内热。

寒湿型：关节肿痛或有积液，食欲不振，大便溏薄，小便清长，畏寒，舌淡苔白腻，脉濡，宜吃温热性食物，如猪、牛、羊骨头煮汤，及姜、桂皮、木瓜、药酒等。

肝肾两虚型：关节疼痛畸形，肌肉萎缩，筋腱拘挛，畏寒，消瘦，面色无华，舌淡苔薄白或白腻，脉沉细，宜多吃补益食品，如甲鱼肉、鸡肉、鹅肉、猪肉、牛肉、羊骨髓、核桃、桂圆等。

食疗妙方

菟丝子羊脊骨汤

原料：羊脊骨(连尾)1条，肉苁蓉25克，菟丝子20克，盐、鸡精、黄酒各适量。

做法：将菟丝子用黄酒浸1宿，晒干，捣成末；肉苁蓉用黄酒浸1宿；羊脊骨洗净，斩成块；把肉苁蓉、羊脊骨放入锅内，加适量清水，小火煮2～3小时，调入菟丝子末，加盐、鸡精调味即可。

伸筋汤

原料：猪蹄1～2只(约0.5千克)，伸筋草、宣木瓜、千年健、薏米各60克，盐少许。

做法：猪蹄去毛洗净，切成小块；伸筋草、宣木瓜、千年健、薏米用纱布包好；猪蹄及中药包放入瓦罐，加适量水，小火煨烂，去药渣，放少许盐调味即可。

功用解析：祛风除湿，舒筋活络，治疗关节炎。

鹿茸鸡

原料：鹿茸片20克、公鸡1只、盐少许。

做法：公鸡处理干净；将鹿茸片放入公鸡腹腔内，用针线缝合切口，放入陶罐内，加适量水小火炖熟，放盐调味即可。

功用解析：鹿茸鸡可补肾阳，平衡阴阳，而类风湿性关节炎病机之关键就是卫阳偏虚，本品对类风湿性关节炎有较好的疗效。

木瓜五加茶

原料：木瓜15～20克、南五加12克、炙甘草6克。

做法：取砂锅一只，将木瓜、南五加、炙甘草三味药加水500毫升，浸泡20分钟左右；将砂锅放于火炉上煎煮15分钟后便可饮服，药汁饮尽后，再以沸水冲泡，可多次饮用。

强壮筋骨茶

原料：豨莶草 15 克、伸筋草 20 克、千年健 9 克。

做法：取干净的砂锅一只，将豨莶草、伸筋草、千年健三味药用水洗净，加水 500 毫升，浸泡 20 分钟左右备用；将砂锅放于火炉上，先用大火煮沸，再用小火煎煮 15 分钟后便可饮服，去渣取汁；药汁饮尽后，再以沸水冲泡剩余的药材渣即可。

功用解析：豨莶草祛风湿、利关节、清热解毒；伸筋草祛风湿、舒筋活络；千年健苦辛温，祛风湿、强筋骨。三药共同使用，具有祛风湿、利关节、降血压的功效。

对症按摩要点

按摩治疗关节炎，首先选取的部位是存在炎症的病变部位。对于病变部位周围的组织进行适当的按摩，有利于活血化瘀、祛风除湿，缓解炎症，恢复正常的关节功能。在按摩的时候，如果能蘸上一些药酒，效果会更佳。对病变部位附近的穴位进行按摩，通常也会有很好的效果。比如膝关节炎的患者，点按血海、梁丘、阴陵泉、阳陵泉、足三里等穴位，对于治疗膝关节炎有很大的帮助。按摩治疗期间要避免长时间负重步行。

推荐按摩穴位

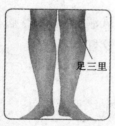

按揉足三里穴

位置：胫骨外侧，在膝眼下方约 3 寸宽处。

按摩方法：被按摩者平躺或膝盖稍屈曲，按摩者用拇指分别顺时针和逆时针按揉约 2 分钟，以局部感到酸胀为佳。

祛病功效：治疗膝关节周围疼痛、膝关节骨性关节炎、髌骨软化症、腰腿痛等症。

按揉血海穴

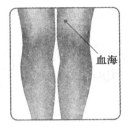

位置：膝盖骨内侧上缘往上约2寸宽处。

按摩方法：按摩者用拇指分别顺时针和逆时针按揉被按摩者血海穴各1分钟，以局部有酸胀感为宜。

祛病功效：血海穴是生血和活血化瘀的要穴，经常按摩可防治膝关节疼痛等。

按揉阴陵泉穴

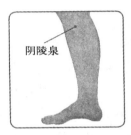

位置：膝盖内下侧，胫骨内侧突起的下缘凹陷中。

按摩方法：被按摩者平躺或坐位，膝盖稍屈曲，按摩者以拇指顺时针和逆时针按揉阴陵泉约2分钟，以局部感到酸胀为佳。

祛病功效：阴陵泉的周围分布着很多动脉和静脉，经常按摩对防治膝关节红肿疼痛和炎症有很好的效果。

失眠

失眠又称"不寐"，指经常不能获得正常睡眠，或入睡困难，睡眠时间不足，睡眠不深，容易惊醒，时睡时醒、醒后不易再入睡，严重的彻夜不眠。长期工作紧张、焦虑的人容易失眠。不论何种失眠，按摩与肾脏相关的穴位必不可少，而且要经常按摩，反复推拿。本病多为慢性过程，故需要较长时间的治疗。

饮食宜忌

宜：睡前喝一杯牛奶，有利于睡眠。牛奶中含有丰富的矿物质、维生素，还含有色氨酸、乳糖、亚油酸、亚麻酸等，这些都有利于缓解脑细胞的紧张状态。

睡前喝一杯温开水,在水中加一勺醋搅匀饮下。

忌:忌睡前喝浓茶和咖啡。它们会刺激大脑使其兴奋,并会因尿频而影响睡眠。

忌:过多食用辛辣食物,这些食物易使人上火,神经衰弱失眠者应禁食。

食疗妙方

海参粥

原料:水发海参50克,大米100克,葱、姜、盐各少许。

做法:将海参洗净,切碎;大米淘洗干净;将所有材料放入锅中,再倒入适量清水,煮成粥,加少许盐即可。

功用解析:适用于肾虚早衰引起的失眠盗汗等。

黄芪人参粥

原料:人参粉3克、黄芪15克、大米100克、冰糖适量。

做法:先将黄芪清洗干净,放入锅内煮20分钟左右,去渣备用;再加入清洗干净的大米及人参粉继续煎熬至熟;然后另取一只干净的锅,将冰糖放入锅中,加少许水熬煮成汁,再将糖汁徐徐加入熟粥中,搅拌均匀,盛出即可。

功用解析:适用于老年体衰、五脏虚衰、食欲不振、失眠健忘、体虚自汗、性功能减退等症。

芹菜枣仁粥

原料:鲜芹菜90克、酸枣仁10克、大米100克。

做法:将新鲜的芹菜放盆里浸泡一段时间,清洗干净,切成小段备用;将酸枣仁放于容器内,用擀面杖将其捣至碎烂;将大米用清水淘洗干净,放于一干净锅内备用;将切好的芹菜和捣烂的酸枣仁一起放入砂锅中,加适量清水共煮为粥,粥熟后盛出即可。

功用解析：适用于虚烦、神经衰弱引起的失眠健忘。

乌灵参炖鸡

原料：鸡1只，乌灵参100克，葱段、姜片、料酒、盐各适量。

做法：乌灵参用温水浸泡4～8小时，洗净切片，放入鸡腹内；将鸡放入砂锅内，清水没过鸡体，放葱段、姜片、料酒，大火烧沸后，改小火清炖，待鸡熟后，加盐即可。

功用解析：本品补气健脾、养心安神，对神经衰弱引起的失眠有很好的效果。

莲子百合煨猪肉

原料：莲子50克，鲜百合100克，猪瘦肉250克，葱段、姜片、盐、料酒各适量。

做法：莲子去掉莲心，洗净备用；将鲜百合洗净，掰成小瓣；猪瘦肉用清水洗净，切成小块；将上述3种材料一并置于锅内，加适量水，再加葱段、姜片、盐、料酒，用大火烧沸后，改用小火煨炖1小时即可。

功用解析：适宜心脾不足、心悸不宁、失眠多梦、记忆力减退、小便频数者食用。

对症按摩要点

脏腑功能紊乱，尤其是心的温阳功能与肾的滋阴功能不能协调、气血亏虚、阴阳失调是造成失眠的主要原因。现代医学认为，精神与情绪是导致失眠的主要因素，这与中医的观点不谋而合。按摩时，保持环境的安静和精神的放松，可增强按摩效果。而且在睡眠前按摩，有助于失眠者快速进入睡眠。对于因为具体不适或疾病引起的失眠，可以配合相应穴位进行按摩。

推荐按摩穴位

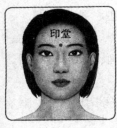

推摩印堂穴

位置：两眉头的中间。

按摩方法：取坐位或仰卧位，以一手拇指放于印堂穴，其余四指附于对侧目外，以拇指指腹自印堂向上直推至发际止，反复推20～30次。

祛病功效：主治失眠、神经衰弱、感冒、血管性头痛、额窦炎、眶上神经痛、鼻息肉、高血压、疟疾、神经性呕吐、面肌痉挛等。

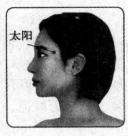

按揉太阳穴

位置：在头侧，眉梢与眼外角延续交叉处，向后约1横指的凹陷中。

按摩方法：双手示指指腹分别按于两侧太阳穴，顺时针方向按揉2分钟，以局部有酸胀感为佳。如需要较大范围或力量较重的按揉，可以用两手的鱼际部代替示指。

祛病功效：治疗失眠、感冒、头痛发热、头痛头晕、目赤肿痛等。

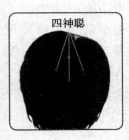

点揉四神聪

位置：在头顶部，两耳尖连线的中点就是百会穴；百会穴前、后、左、右各1寸处，共4个穴位，统称四神聪。

按摩方法：取坐位，用双手的示、中指同时点揉四神聪，每穴点揉2分钟，以局部有酸胀感为佳。

祛病功效：治疗失眠、神经衰弱、眩晕、健忘、耳聋等。

冠心病

冠心病是冠状动脉粥样硬化性心脏病的简称，冠心病是由于冠状动脉粥样硬化使管腔狭窄或闭塞，造成冠状动脉供血发生障碍，导致心肌缺血缺氧而引起的心脏病。其主要症状为心绞痛、心肌梗死、心肌缺血或坏死。其致病因素主要是高血压、高脂血症、糖尿病、吸烟、饮酒、肥胖、缺乏体力劳动、精神过度紧张、遗传等。

饮食宜忌

宜：冠心病患者的饮食应符合"三高三低"原则，即高膳食纤维、高维生素、高植物蛋白，低盐、低脂肪、低胆固醇。

宜：多吃蔬菜、水果、豆制品、乳制品等富含膳食纤维、维生素、蛋白质的食物。山楂、洋葱、大蒜、酸奶宜常吃，尤其是富含叶酸、维生素 B_{12} 和维生素 B_6 的食物。近年研究表明，同型半胱氨酸升高可能是早发冠心病的因素。而叶酸、维生素 B_{12} 和维生素 B_6 在参与体内物质代谢过程中，可以使血中的同型半胱氨酸浓度降低。绿叶蔬菜、菜花中富含叶酸，金枪鱼、沙丁鱼中富含维生素 B_{12}。

多食用谷类食物如面包、面条和五谷杂粮，最好常吃全麦制品；多食用植物油，少摄入脂肪，也可适当喝些红葡萄酒，有研究表明，喝红葡萄酒能降低冠心病发生的概率。

注意饮水。如果患者没有水肿，每日应饮3杯水，第一杯于睡前30分钟，第二杯于夜间醒来时，第三杯在清晨，这样可避免夜间和清晨血液黏稠度过高的危险。

忌：忌过多摄入盐。钠盐可增高血压，而高血压是冠心病的主要致病因素之一，所以要限制钠盐的摄入。忌摄入过多油脂。

食疗妙方

山楂桃仁汁

原料：鲜山楂 1000 克、核桃仁 60 克、蜂蜜 250 克。

做法：山楂洗净，用刀拍碎，同核桃仁共入锅中，加水约 1 升，煎 15 分钟，取汁；余渣加水再煮 15 分钟，去渣取汁与第一次煎的汁混合；将汁盛入瓷盆内，加入蜂蜜，加盖，隔水煎 1 小时，离火，冷却，装瓶取用即可。

薤白粥

原料：薤白 10 克、葱白 2 根、面粉 100 克。

做法：先把薤白、葱白洗净切碎，与面粉一同用冷水和匀，调入沸水中煮熟即可。

功用解析：薤白能通胸中的阳气，散胸中阴寒，为治疗胸中刺痛的良药。

葛根粥

原料：新鲜葛根 30 克、大米 100 克。

做法：先将新鲜葛根洗净，切片磨碎，加水搅拌，沉淀取粉；同大米一起加水煮粥食用。

功用解析：葛根富含葛根素、黄酮苷素，有降血压、降血脂、防癌抗癌等功效，能防治心血管疾病、脑动脉硬化。

归芪蒸鳗鱼

原料：鳗鱼 1 条，当归 9 克，黄芪 18 克，香菇 50 克，料酒、盐、葱段、姜丝、酱油、香油、鱼高汤各适量。

做法：当归洗净，切成片；黄芪用清水浸透，切片；鳗鱼处理干净，剁成 5 厘米长的段；香菇泡洗干净，切成小块；鳗鱼放在蒸盆内，放入酱油、盐、葱段、姜丝、料酒、鱼高汤腌渍 30 分钟，再放入当归、黄芪，上火大火蒸 40 分钟，淋高汤即可。

功用解析：本品益气和中、补益气血，是冠心病患者的良好补品。

对症按摩要点

按摩法治疗冠心病最直接的便是对心脏所处的位置进行拍打或揉压。其次，对靠近心脏的人体背部的几处穴位进行按摩，也能有效缓解冠心病症状，比如心俞、膏肓、神堂等穴。而人体的手部和脚部是反射区以及与心脏相关的经络集中之处，对手部和脚部众多反射区与穴位的按摩，也能在一定程度上缓解冠心病，比如手部的内关、神门、手三里、劳宫、通里、大陵、中冲、曲泽等穴，腿脚部的涌泉、足三里、三阴交、阳陵泉、照海、然谷等穴。

推荐按摩穴位

按揉心俞穴

位置：背部，两肩胛骨内侧，第5胸椎棘突下旁开1.5寸宽处。

按摩方法：双手拇指按顺时针方向按揉心俞穴2分钟，然后逆时针方向按揉2分钟，以局部感觉酸胀、发热为佳。

祛病功效：经常按摩可缓解冠心病所致的心慌、心悸气短、心痛、胸背痛、失眠等症。

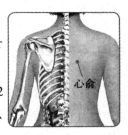

指掐神门穴

位置：掌心向上，腕关节靠小指侧的腕横纹上。

按摩方法：按摩者用一手拇指掐住被按摩者神门穴约1分钟，至感觉酸胀为止，左右手交替进行。

祛病功效：经常按摩可缓解冠心病所致的失眠、多梦、心慌、心悸、神经衰弱等症。

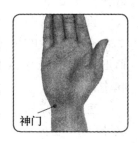

点按内关穴

位置：手臂的内侧中间，腕横纹上2寸处。

按摩方法：按摩者用右手托住被按摩者前臂，左手拇指点按内关穴2分钟，以酸胀感向腕部和手放散为佳。

祛病功效：经常按摩可缓解冠心病所致的心烦、心慌、心悸、心绞痛、胸闷、胸胁痛、失眠等症。

骨质疏松

骨质疏松是由于全身钙量减少、骨皮质变薄、骨小梁减少引起的，易导致骨折的一种疾病。骨质疏松患者平时多无症状，部分患者周身骨痛，以腰背部为主，活动时疼痛加剧，日久将会出现下肢肌肉萎缩。骨质疏松可导致驼背、身长缩短等症状。

饮食宜忌

宜：宜食富含钙质的食物。比如牛奶及奶制品、豆类及豆制品、各类海鱼、虾皮、虾米、海带、紫菜、芝麻、黑木耳、芹菜、荠菜、柑橘、各类坚果仁（包括花生米）、茶叶、鸡蛋黄等。

宜：食富含胶原蛋白的食物。比如牛奶、骨髓、蛋类、核桃仁等，而像猪蹄、猪皮、鸡爪等则含有丰富的胶原蛋白，经常食用，对于改善骨质疏松益处良多。

宜：食富含维生素C和维生素D的食物。一般新鲜的瓜果蔬菜中都含有一定量的维生素C。含有维生素D较多的食物主要是海鱼和蛋类，鱼肝油中的维生素D含量更加集中，但不宜过量食用鱼肝油，以免引起中毒。

宜：选择科学的烹调方法。在食用相关食物的时候，如果烹调方法不当，很容易造成食物营养成分的流失，进而影响食疗的效果。例如，一些蔬菜，如菠菜、苋菜等，含有较多的草酸，容易影响钙的吸收。如果将这些蔬菜在沸水中焯烫一下，滤去水后再烹调，可减少大部分草酸，保证钙质的吸收。

忌：避免过量饮用茶、咖啡等刺激性饮品。

少吃煎炸类食物。

不要将含草酸过多的食物与鱼汤、骨头汤一起食用，以免影响钙质的吸收。

食疗妙方

罗汉大虾

原料：对虾12只，鱼肉泥60克，鸡蛋1个(取蛋清)，鸡精2克，料酒12克，玉米粉、白糖各15克，植物油50毫升，盐、面包屑、生菜各适量。

做法：将对虾去头、皮、肠，留下尾巴，片开，剁断虾筋，挤干水分，撒些鸡精，先两面蘸玉米粉，再放在鸡蛋清中蘸一下，最后把背面蘸上面包屑，码在盘子里；将鱼泥用蛋清、玉米粉、鸡精、盐、白糖、料酒、少许植物油拌成糊，抹在对虾上；将对虾用温油炸熟，放入铺有生菜的盘中即可。

滋补参灵龟

原料：红参、红枣各10克，灵芝20克，乌龟1只，盐、料酒、姜各适量。

做法：将龟处理干净后，放沸水锅内略煮，捞出，去皮及内脏，取肉切块；姜洗净切丝；红枣洗净去核；将龟肉、红枣、红参、灵芝放入砂锅中，加适量清水，大火煲沸，转小火煲汤1小时，加盐、料酒、姜丝调味即可。

功用解析：本品大补精血，益气补元。

人参鹌蛋

原料：人参片2克，黄精3克，熟鹌鹑蛋10个，盐、白糖、鸡精、植物油、料酒、水淀粉、高汤、葱末、姜末、酱油、醋各适量。

做法：人参片放瓷碗中，加少量水蒸2次，取药汁；黄精放入砂锅中，加少量水煎2遍取其滤液，浓缩，与人参液合为300毫升；熟鹌鹑蛋去壳，用药汁、盐、鸡精腌渍15分钟，然后用热油炸成金黄色；另取小碗将高汤、白糖、盐、酱油、鸡精、醋、药汁、料酒、水淀粉兑成汁；另起油锅，用葱末、姜末炝锅，将炸好的鹌鹑蛋同料汁一起入锅，煮沸，装盘中，摆放炸好的鹌鹑蛋。

功用解析：本品补元气，强筋骨。

对症按摩要点

骨质疏松是肝肾不足的表现之一，所以按摩法治疗骨质疏松常从补益肝肾着手。常按的穴位主要有肺俞、心俞、肝俞、脾俞、肾俞、关元、合谷、内关、曲池、肩井、风池、涌泉、太溪、太冲、足三里、上巨虚、下巨虚、三阴交等。值得注意的是，由于骨质疏松者本身骨骼较脆弱，因此，在进行按摩的时候，一定要轻柔，避免重手法和长时间的按摩，否则，极易发生软组织挫伤甚至骨裂、骨折。

推荐按摩穴

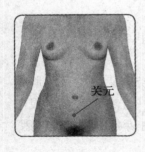

位掌摩关元穴

位置：当脐下3寸。

按摩方法：被按摩者仰卧，按摩者双手交叉重叠置于患者关元穴上，稍加压力，然后快速地、小幅度地上下推动，也可以关元穴为中心，做圆圈运动，以局部有酸胀感为佳。

祛病功效：调节内分泌系统，缓解老年性骨质疏松。

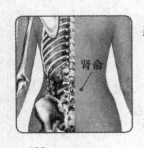

点按肾俞穴

位置：腰部，第2腰椎棘突旁开1.5寸处，左右各一穴。

按摩方法：被按摩者俯卧，按摩者双手拇指压在患者两侧肾俞穴上，反复点按 100～300 次，以局部有酸胀感为佳。

祛病功效：增强肾脏功能，固肾补气，缓解老年性骨质疏松。

摩擦涌泉穴

位置：足趾跖屈前中 1/3 凹陷处。

按摩方法：被按摩者坐位或仰卧，按摩者用手掌反复摩擦患者涌泉穴 100～200 次，以局部有酸胀感为佳。

祛病功效：散热生气，增强生殖系统功能，改善老年性骨质疏松。

食欲不振

中医学认为食欲不振多与脾胃有关，是脾胃受纳、运化功能失常的一种表现。此病多与先天禀赋不足、久病体虚以致脾胃虚弱，或饮食不节、食滞胃脘，或情致不调所致。

若突然出现无明显诱因且持续时间长、不易恢复的食欲不振并伴有其他症状时，可能是某些疾病的早期信号：

若伴有头晕眼花，疲倦，腹胀，心悸，注意力不集中，皮肤黏膜、口唇及指甲苍白等，可能为贫血；

若伴有恶心呕吐、上腹饱胀不适、时有疼痛、频繁反酸、嗳气等，可能为急慢性胃炎或溃疡；

若伴有恶心呕吐、厌油乏力、肝区疼痛或不适等，可能为病毒性肝炎；

若伴有消瘦乏力、恶心、腹泻、皮肤干枯、面色灰暗等，可能为肝硬化；

若伴有发热、乏力、营养不良、进行性消瘦等，可能为恶性肿瘤如胃癌、肝癌等。

饮食宜忌

宜：宜食豌豆、大头菜、茼蒿、豇豆、青椒、苦瓜、鸡腿蘑、白萝卜、韭菜等蔬菜；宜食黄花鱼、草鱼等肉类；宜食李子、葡萄、荔枝、猕猴桃、山楂、柠檬、西瓜等水果。

忌：忌食生冷食物，如菠菜、芹菜、冬瓜、冷饮等。

忌：食鸭肉，少食红糖；忌暴饮暴食；忌烟忌酒。

食疗妙方

怀山药粥

原料：怀山药60克、大米100～150克、盐少许。

做法：怀山药去皮、洗净、切片；大米淘洗干净；材料一同入锅，加入适量清水共煮，大火煮沸后转小火慢熬，待粥熟烂后，加适量盐调味即可。

功用解析：怀山药健脾胃、益肾经，大米健脾养胃。此方具有健脾益胃、补肾固精的作用，善治食欲不振、小儿消化不良等症。

糖渍柠檬

原料：鲜柠檬500克、白糖250克。

做法：柠檬洗净，去皮、核，切块；将柠檬块与白糖拌匀，加适量水浸渍1日；将浸渍好的柠檬块连汤一起倒入锅中，用小火熬煮，直到水分快干时停火；待其冷却后，加入少量白糖，装瓶备用，可经常食用。

功用解析：此方善治食欲不振、口干消渴等症。

凉拌三片

原料：番茄、胡萝卜、黄瓜各100克，盐、醋、味精、香油各适量。

做法：番茄洗净，去皮切片；胡萝卜、黄瓜洗净，切片；三片码盘，淋上用盐、醋、味精、香油调成的料汁即可。

功用解析：此方可养阴益胃、健脾消食，善治食欲不振、口干胃热等症。

荷香鸡肉米饭

原料：大米 300 克，鸡肉 200 克，鲜荷叶 2 张，盐、味精、啤酒、白糖、熟猪油、生抽、蚝油、甜面酱各适量。

做法：将大米淘净，用水浸泡 3 小时，沥水备用；鸡肉切成小丁，放碗内，加盐、味精、啤酒、白糖、生抽、蚝油、甜面酱拌匀后腌渍 30 分钟备用；把荷叶切成 10 小张，入沸水锅中烫软，用凉水漂凉，沥干水，把沥干水的大米加少量啤酒和熟猪油拌匀；将荷叶铺开，先放适量大米摊平，然后放鸡肉丁，再放一层大米，用荷叶包好后放入蒸笼内蒸约 1 小时，至米饭熟透即可。

功用解析：此方能够治疗食欲不振等症。

参枣糯米饭

原料：党参 10～20 克、红枣 20 颗、糯米 250 克、白糖 50 克。

做法：将党参洗净切片；将红枣洗净；糯米淘洗干净；党参、红枣加水煎 30 分钟，除去党参渣，捞出红枣备用；在枣参汤中加入白糖，再煎成浓汁；将糯米蒸熟成糯米饭，把煮好的红枣均匀地铺在糯米饭上，淋上参枣浓汁即可。

功用解析：党参补虚益气，红枣益气补血、健脾和胃。此方具有补气养胃作用，善治体虚气弱、食欲不振等症。

八宝藕粉

原料：藕粉、白茯苓、白扁豆(炒熟)、莲子肉(留心)、川贝母(去心)、怀山药(炒黄)、奶粉各 125 克，蜂蜜适量。

做法：将除蜂蜜外的七味原料共研细末，每次 20 克，沸水冲调，再加蜂蜜调匀即可。

功用解析：这道药膳益胃健脾、益气血、清虚热。藕粉性温味甘，有益胃健脾、养血补益、止泻功能；白茯苓利水渗湿、健脾、化痰、宁心安神；莲子具有补脾、益肺、养心、益肾和固肠等作用。

对症按摩要点

施按摩法于腹部，用力宜温和而浅，频率慢，每分钟 30～60 次，可改善腹部血液循环，促进胃肠道的蠕动及增加腹压，消除胃脘胀气。配合点按中脘、天枢、足三里等穴位，以产生酸胀感为度，以达到疏气活血、消积导滞、健脾和胃、调补脏腑的作用。捏脊时，手劲、速度要均匀，一般以每秒 4 下为好。此手法有增强消化吸收和神经调节功能。重点指压 6～12 胸椎两侧的背俞穴，以达到疏气活血、健脾和胃、疏肝理气、调补脏腑的作用。对腹部的按摩不宜在饭后进行，也不宜在极度饥饿的状态下进行，注意力度适中。

推荐按摩穴位

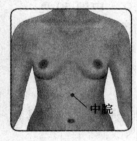

按揉中脘穴

位置：胸骨下端和肚脐连接线中点。

按摩方法：用拇指或中指指腹稍用力按压中脘穴约半分钟，然后顺时针方向按摩约 2 分钟，以有酸胀感为佳。

祛病功效：治疗食欲减退、腹胀、腹痛、腹泻、反酸、呕吐、便秘等。

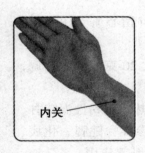

点按内关穴

位置：手臂的内侧中间，腕横纹上 2 寸处。

按摩方法：用拇指或示指点按内关穴约 1 分钟，以酸胀感向腕部和手放散为佳。左右两侧穴位交替进行。

祛病功效：治疗呕吐、呃逆、食欲减退、胸闷、失眠、心烦、心悸等。

按揉足三里穴

位置：胫骨外侧，在膝盖下方约 3 寸宽处。

按摩方法：膝盖稍屈曲，用拇指或中指指腹用力以顺时针方向按揉约2分钟，以局部感到酸胀为佳。

祛病功效：治疗恶心、呕吐、腹泻、胃痛、腹痛、食欲减退、便秘等胃肠道疾病。

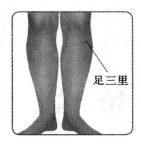

第三篇 幼儿常见病日常治疗与保健

小儿感冒

感冒是小儿时期常见的疾病，主要由外感风寒或风热之邪引起，症状常见发热、怕冷、鼻塞、流涕、咳嗽、头痛、身痛等。对于经常感冒的小儿，可通过服.用药膳来增强体质，预防感冒；已经感冒的，可用药膳来协助治疗。需要注意的是，在小儿时期，常见的一些急性传染病初期也可表现为类似感冒的症状，所以应用药膳前应先请医生排除相关传染病。

饮食宜忌

宜： 多吃流质软食利消化。宝宝脾胃功能本身就比较弱，患上感冒，脾胃功能会受到很大影响。稀粥、牛奶、菜泥粥、玉米面粥、米汤、面汤、烂面、蛋汤、藕粉糊、杏仁粉糊等流质或半流质饮食，容易消化吸收，可减轻肠胃负担，迅速补充能量，避免让宝宝身体处于虚弱状态。

多饮白开水补充水分。宝宝感冒一般会有发热、出汗等症状，体内水分流失比较快，严重的会引起脱水症状，危及健康。多饮白开水能迅速补充流失的水分，促进宝宝体内血液循环，加快身体新陈代谢，而排汗能有效降低体温，减轻发热症状。稍微大一点的宝宝，也可以尝试少量饮用淡绿茶水，既能起到补充水分的作用，也能清热。

喝点水果蔬菜汁促进食欲。宝宝感冒时一般食欲都不佳，而水果和蔬菜清新爽口，榨汁后，香甜可口，能促进食欲，帮助消化，补充维生素和各种微量元素，增强宝宝身体抵抗力，也能补充食欲不振所致的能量供给不足。

风寒感冒饮食宜增温少凉。温性食品，如生姜、白葱、豆豉等，可搭配汤粥给宝宝食用。不可吃生冷寒凉食物，如冰镇汽水、冰酸奶、冰淇淋等，以及寒凉性的瓜果，如西瓜、梨、香蕉、猕猴桃等。酸味、涩味的食物，如醋、泡菜，以及山楂、乌梅、酸枣、酸橘、酸柑等，尽量少给宝宝吃。

忌：忌油腻、辛热食物，如辣椒、大蒜、韭菜、茴香、芥菜等，及桂圆肉、红枣、栗子、核桃、杏等，要少吃。荤腥食物也应少吃，否则会使宝宝感冒反复发作。注意不能吃各种滋补品。

食疗妙方

葱醋粥

原料：葱白 15 ~ 20 根、大米 30 ~ 50 克、米醋 5 ~ 10 毫升。

做法：葱白洗净，切段；大米淘洗后，放入锅内，加水煮沸，然后加入葱段，煮成稀粥；粥将熟时，加入米醋 5 ~ 10 毫升，稍搅即可。

功用解析：此粥发汗解毒。

金橘防寒粥

原料：金橘 5 个、大米 100 克、冰糖 20 克。

做法：大米淘洗干净，用清水浸泡 1 小时；金橘洗净切片；锅中加适量水，放入米，大火煮沸后改小火煮至米粒开花，加金橘片小火慢煮成粥，起锅前加冰糖煮化即可。

功用解析：金橘有镇咳祛痰、助消化、止咳润喉的功效，能有效治疗感冒，煮成粥后食用，治疗效果更好。

萝卜姜枣汤

原料：白萝卜 1 根、生姜 1 块、红枣 3 颗、蜂蜜 30 毫升。

做法：将白萝卜、生姜分别洗净，用干净抹布擦干上面水渍，切成薄片备用；取白萝卜 4 片，生姜 2 片，红枣 3 颗，放入锅内，加适量水，大火煮沸后转小火煮沸20分钟，去渣留汤；在生姜萝卜汤中加入蜂蜜，再次煮沸即可。

功用解析：此汤辛温解表、止咳化痰，可辅助治疗小儿风寒感冒、咳嗽、鼻流清涕。

葱白大米生姜粥

原料：葱白(葱的根部)5～6段，生姜6～7片，大米、红糖各适量。

做法：将葱白洗净并切细；将生姜洗净，切粒状备用；将淘洗干净的大米置于砂锅中，加入水，用火熬至粥成时，加入葱白、姜粒调匀，加盖略煮片刻，调入红糖即可食用。

功用解析：此粥可治疗感冒。

芪枣莲子粥

原料：生黄芪、莲子肉各30克，红枣6颗，大米100克，红糖2大汤匙。

做法：将生黄芪用清水洗净，切薄片；红枣用清水洗净后除去核；大米用清水反复淘洗干净，除去其中杂质；将大米、黄芪、莲子肉、红枣同放锅内，加适量水，置大火上烧沸，再用小火煮40分钟，出锅时再加红糖调味即可。

功用解析：此粥可辅助治疗小儿感冒。

山药肉粥

原料：山药20克，红枣6颗，猪肉、大米各适量。

做法：将山药去皮，洗净切成丁备用；将猪肉洗净，切成末备用；先将大米放入锅中，加适量水，煮成粥；将山药丁、红枣、猪肉末一起煮熟即可。

功用解析：山药含淀粉酶、多酚氧化酶等，可提高脾胃消化吸收功能。

对症按摩要点

小儿感冒分风寒感冒和风热感冒。风寒感冒多有头痛、食欲减退、咳嗽、鼻塞、喷嚏等症状，风热感冒有发热、多汗、头痛、咽痛等症状，按摩时宜辨清证型，有针对性地选择相应穴位按摩。另外，小儿感冒多在头部、鼻部和咽部出现症状，可重点按摩这些部位的穴位。小儿感冒按摩疗法多以清热解表为原则，按摩时先用双手拇指指腹着力，在两眉之间向前发际，自下而上交替反复直推30次。风寒偏重者加捏风池穴，食滞感冒者加鱼际穴、中脘穴、天突穴，扁桃体肿大者加掐少商穴。

推荐按摩穴位

按揉攒竹穴

位置：眉头靠近印堂一端凹陷中。

按摩方法：按摩者两手扶住宝宝头部，用两拇指指腹按揉宝宝攒竹穴，持续5～10秒；然后用两手拇指指腹从攒竹穴自下往上推起，直推至前发际线，30～50次。按揉与推按的动作可以交替进行。

祛病功效：治疗小儿感冒引起的头痛、头晕、目赤肿痛等。

按揉太阳穴

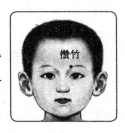

位置：在头侧，眉梢与眼外角中间，向后约1横指的凹陷中。

按摩方法：宝宝仰卧或坐立，按摩者双手中指同时用力，沿顺时针方向按揉太阳穴1分钟，然后再逆时针方向按揉1分钟。

祛病功效：治疗小儿风寒感冒。

◀◀ 常见病的治疗方法 ▶

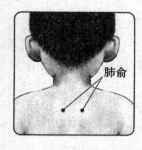

按揉肺俞穴

位置：肩胛骨内侧，第3胸椎旁开1.5寸处。
按摩方法：宝宝俯卧或坐立，按摩者双手中指同时用力，沿顺时针方向按揉肺俞穴1分钟，然后再逆时针方向按揉1分钟。
祛病功效：治疗小儿风热感冒。

小儿咳嗽

小儿咳嗽是小儿呼吸道疾病中最常见的症状，冬春季节属高发期。引起咳嗽的原因很多，如感冒、肺热、结核、哮喘、支气管炎、慢性咽炎等。除对症食疗外，小儿咳嗽者要多补充水，多吃清肺的食物，如梨、百合、萝卜、莲藕等。

饮食宜忌

风寒咳嗽宜辛温，忌寒凉。小儿受风寒后，咳嗽较急、痰色白清稀、流清涕、鼻塞、打喷嚏、头痛、怕冷、口不渴。患此类咳嗽宜吃辛味带有温热性的食品，如生姜、白葱、豆豉等。忌食生冷寒凉的食物，包括各种冷饮以及药性寒凉的瓜果，如西瓜、梨、香蕉、猕猴桃等；各种酸味的食物，如食醋、酸白菜、泡菜以及山楂、乌梅、柑橘等；涩味的食品，如白果、藕节及未成熟的柿子、海棠等也应禁食。

风热咳嗽宜清淡，忌酸涩。小儿风热咳嗽通常表现为咳嗽痰多，痰黄稠黏，伴有发热出汗，咽干疼痛，口渴，大便干，小便黄，咽充血。日常饮食中宜吃辛凉清淡的食品，如菊花、茶叶、白菜、白萝卜、甜梨、甜橙等，以疏散风邪，清热解毒止咳。禁忌方面，首先忌食酸、涩食品，如食醋、酸菜、酸梨、酸橘、葡萄、李子、柠檬、山楂及柿子、石榴、橄榄等；其次忌食辛热食品，如大葱、姜(生姜、干姜)、辣椒、大蒜、韭菜、茴香、芥菜、桂圆、红枣、栗子、核桃仁、杏等；另外，口味厚重、油腻的食品也不宜食用。

痰热咳嗽宜清凉，忌油腻辛辣。痰热咳嗽通常表现为咳嗽痰黄、稠黏难咳出、喉中痰鸣音、面赤唇红、喘促气急、大便干燥。此类咳嗽宜吃清凉或甘寒、苦寒的食物，如竹笋、西瓜、荸荠、甘蔗等；忌食厚味、油腻、辛辣的食品，如大葱、姜、蒜、茴香、辣椒、花椒、白芥子、肉桂、巧克力、咖啡、可可粉以及烟、酒等。

肺虚咳嗽多吃补脾肺食物。此类咳嗽通常咳嗽较久、痰白清稀、多汗、精神萎靡、喜暖怕冷、大便稀。小儿肺虚咳嗽时宜多吃一些补肺、脾的食品，如山药、薏米、百合等。忌甜腻不易消化的食物，如油炸食品、巧克力等。

食疗妙方

门冬粥

原料：天门冬15～20克、大米60克、冰糖少许。

做法：先煎天门冬，取汁去渣，放入大米同煮为粥，粥成后加入冰糖调味即可。

功用解析：本品滋阴、润肺、止咳。天门冬味微苦，性寒微滑，滋阴除烦，生津止汗。

薏米杏仁粥

原料：薏米50克、苦杏仁(去皮尖)10克、白糖适量。

做法：薏米洗净,用清水浸泡2小时；薏米加水煮至半熟，放入杏仁，继续煮至粥成；加少许白糖调味即可。

功用解析：苦杏仁味苦性温，有发散风寒，下气除喘之力；薏米清热利湿。二者合煮粥，对小儿咳嗽有良效。

芦根粥

原料：芦根150克、竹茹15克、大米50克。

做法：先将芦根、竹茹放入锅中，加水煎取汁，与大米一同煮粥即可。

功用解析：芦根清热生津，止肺热咳嗽或风热感冒咳嗽；竹茹清热化痰，除烦止呕，可治疗痰热咳嗽、胃热呕吐等病症。

紫苏粥

原料：紫苏叶 10 克、大米 50 克、生姜 3 片、红枣 3 颗。

做法：先用大米煮粥，粥将熟时加入紫苏叶、生姜、红枣，趁热服用。

功用解析：宣肺止咳，和胃散寒，治疗风寒咳嗽。紫苏叶辛温，有散寒解表、行气宽中的功效。幼儿绝不是吃得越多就能长得越好，哺食过早，甘肥、生冷食物吃得太多，会损伤脾胃之气。耗伤气血津液，就会出现消化功能紊乱。

雪梨酱

原料：雪梨 200 克、白糖 250 克、琼脂 10 克、柠檬汁 150 克。

做法：先将雪梨洗净，去皮去核，切成 1 厘米大小的块；琼脂用温水泡软，洗净；在锅内倒适量清水烧沸，加上梨丁、柠檬汁和白糖煮 10 分钟，倒入琼脂熬至熔化，撇去浮沫即可。

功用解析：梨有清热生津、化痰止咳的功效；柠檬可杀菌、促进消化。二者合用，可消积止咳。

杏仁猪肺汤

原料：猪肺、白萝卜各 1 个，杏仁 9 克。

做法：猪肺、白萝卜分别洗净，切块，加杏仁共炖，烂熟后食用。

功用解析：健脾益气，补肺止咳。杏仁止咳；猪肺味甘性微寒，入肺经，滋阴养肺。

对症按摩要点

咳嗽是婴幼儿肺系疾患中的常见表现，常见于婴幼儿支气管炎。由于婴幼儿肺脏及各系统发育不完善，易受外界邪气影响，而身体对外界影响的一个自发性反应即咳嗽排邪，故咳嗽是身体卫外功能和保护自身的一个正常反射。但长时间频繁咳嗽可影响婴幼儿的睡眠。

小儿咳嗽因为类型不同而按摩方法各异。通常情况下，用手轻轻拍打小儿背部特别是右侧肩胛下的部位，有利于促进小儿痰液的排出，达到宽胸理气的目的。另外，沿手太阴肺经相关穴位进行按摩也有助于缓解小儿咳嗽。

推荐按摩穴位

按揉天突穴

位置：颈部前正中线上，胸骨上窝凹陷的中央。

按摩方法：让宝宝坐立，按摩者一手扶住宝宝的身体，用另一只手示指或中指轻轻点按宝宝天突穴 50～100 次，或按顺时针与逆时针方向交替按揉天突穴数十次。

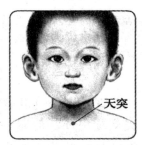

祛病功效：缓解小儿肺部呼吸阻塞，使呼吸顺畅，减轻咳嗽。

分推肋间隙

位置：两肋间隙。

按摩方法：按摩者两手掌相对分置于宝宝天突穴两侧，沿肋间隙自内向外分推至腋中线，自上向下至乳根穴平高处肋间隙止，反复推拿 2 分钟左右。

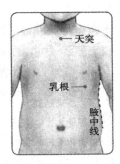

祛病功效：宽胸理气，可以缓解小儿咳嗽、胸闷、气喘、痰多等症状。

分推膻中穴

位置：在胸部正中线上，两乳头连线与胸骨中线的交点。

按摩方法：宝宝仰卧或坐立，按摩者双手扶在宝宝胸部两侧，两手拇指压在宝宝膻中穴上，自宝宝膻中穴向两旁直线分推至乳头，分推 50～100 次。

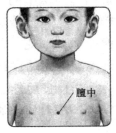

祛病功效：宽胸、清肺、疏痰，缓解因小儿支气管炎、肺炎等引起的咳喘、痰鸣等。

小儿多汗

小儿的新陈代谢十分旺盛,如天气炎热、衣被过厚、玩耍蹦跳,都容易出汗。若在清醒安静状态下仍然出汗过多,甚则大汗淋漓,则属于自汗。自汗为幼儿的一种常见疾病,主要表现为不因天热、活动而汗出不止,多伴有面色萎黄无华、精神不好、食量减少。

饮食宜忌

宜:多食可健脾的食物。如果宝宝在外界条件正常的情况下,白天动辄出汗,便属于自汗。自汗现象多见于身体虚弱的婴幼儿,临床上常见症状为不时出汗,动则益甚,常伴随着面色苍白、肢体欠温、气短乏力等。经常食用健脾的食物,比如薏米、山药、扁豆、莲子、红枣、土豆、豇豆、蜂蜜等,可以提高消化系统的功能,增强宝宝的体质,减轻自汗现象。

宜:食养阴生津的食物。中医认为,盗汗是由于阴阳失调、腠理不固而致汗液外泄失常,属于阴虚的症状。因此,日常饮食中,应该注意多食用一些补阴的食物。常见的瓜果蔬菜中,推荐栗子、梨、葡萄、桃子、银耳、百合、木瓜、菠菜、桂圆、黑豆、胡萝卜、山药等具有滋阴效果的食品。另外,常见的肉蛋奶类食品、部分水产品以及豆制品都具有养阴的效果,比如猪肉、猪皮、鸡肉、鸭肉、兔肉、鸡蛋、酸奶、甲鱼、黑鱼、螃蟹、海蜇、海参、牡蛎、蛤蜊、黄豆芽、绿豆芽等。

忌:忌食生冷硬固的食物。由于自汗现象多与宝宝体质虚弱有关,特别是与宝宝的消化系统功能较弱有关,所以对宝宝的消化系统可能产生不良刺激或者加重宝宝消化系统负担的食物,都应该慎食禁食,像冷饮、菊花、苦瓜、猕猴桃、黄瓜、西瓜等生冷类的食物,以及坚硬不易消化的食物,都应忌食。

忌:食煎炸、油腻等不消化食物。由于宝宝的消化系统功能还不完善,相对比较脆弱,所以不宜食用蒸、煮、炒等常规烹饪手段以外的食品以及高脂肪含量的食品。相对于肉类食品而言，鱼类食品的蛋白质品质更高，也更容易消化吸收，所以可以多食用一些鱼肉，以保证人体能够摄入充足的蛋白质。

食疗妙方

黄芪山药粥

原料：黄芪 30 克，山药、薏米各 60 克，植物油、盐、味精各适量。

做法：黄芪洗净，切片，加水煎汁，去渣取汁 500 毫升；山药洗净，切片；将薏米放入黄芪汁中煮至粥将熟时，放入山药，继续煮至粥熟，调入盐、味精即可。

功用解析：黄芪具有补气固表、利尿排毒、排脓、敛疮生肌的功效，用于气虚乏力，食少便溏，中气下陷，久泻脱肛，便血崩漏，表虚自汗；山药滋养强壮，治脾胃亏虚。二者同煮粥，对小儿自汗、盗汗有较好的疗效。

山药百合饮

原料：山药、百合各 20 克，浮小麦 30 克，红枣 10 颗，白糖适量。

做法：将上述原料加水共煎，过滤取汁，加白糖即可。

功用解析：山药补脾养胃、生津益肺、补肾收涩；百合养阴清热、润肺止渴、宁心安神。

生地煲黑豆鸡

原料：生地 100 克、黑豆 50 克、香菇 30 克、童子鸡 1 只、盐 3 克。

做法：先将生地加水煎 2 次，去渣，合并 2 次药液约 500 毫升；将黑豆淘洗干净备用；将童子鸡去毛，洗净，摘除内脏备用；将黑豆、香菇填入鸡腹内，放入砂锅，加药液大火煮沸后加盐，小火煨至鸡肉、黑豆烂熟即可。

功用解析：生地养阴补血清内热，对阴虚内热盗汗的小儿多汗症有良效。

芡实兔糕

原料：芡实 30 克，浮小麦、糯米粉各 50 克，红枣 10 颗，面粉、白糖、蜂蜜、黄油、椰蓉各适量。

做法：先将芡实、浮小麦水煎，取适量汁；红枣蒸熟，做成枣泥备用；用面粉、白糖、蜂蜜、黄油、枣泥、适量药汁做成小兔形状，外面覆上椰蓉，放入烤箱内烤熟即可。

功用解析：芡实补脾止泻；浮小麦为小麦未成熟的颖果，甘凉，能敛虚汗。几味合用，适用于阳虚自汗、阴虚盗汗者。

小麦黄芪泥鳅汤

原料：泥鳅 100 克，浮小麦 15 克，黄芪 6 克，红枣 6 颗，植物油、盐、味精各适量。

做法：泥鳅处理干净，滤干水分备用，泥鳅入热油锅炸至焦黄；取浮小麦、黄芪、红枣，加水 500 毫升煮成汤，滤去药渣；取汤汁煮油炸泥鳅，煮沸后加盐、味精调味即可。

功用解析：此汤可健脾，对小儿多汗有疗效。

止汗药粥

原料：党参、糯稻根各 15 克，白术 10 克、红枣 6 颗、大米 50 克、白糖适量。

做法：先将党参、白术、糯稻根冲洗干净；红枣洗净去核；大米淘洗干净备用；将党参、白术、糯稻根共放锅中，加水适量，煮沸 30 分钟后去渣留汁，再将红枣、大米共放药汁中，先用大火煮沸，改用小火煮至粥熟，加白糖调匀。

功用解析：此汤可养阴补虚，治疗小儿多汗。

芡实山药核桃粉粥

原料：芡实粉、山药各 30 克，核桃肉（打碎）15 克，红枣（去核）7 颗，白糖适量。

做法：山药洗净，放入蒸锅中，蒸熟，去皮，切丁；将芡实粉用清水搅匀，打糊，放入沸水中搅拌；山药丁入锅，加核桃肉、红枣煮熟，加白糖调味即可。

功用解析：芡实粉性平，味甘、涩，具有益肾、固精、补脾、止泻、祛湿之功效，适用于小儿多汗。

对症按摩要点

中医认为，多汗与人体心肺肾三脏阴虚有关。因此，针对小儿多汗实施的按摩，大多与心经、肺经、肾经的相关穴位有关。

另外，脾脏的功能缺陷也是重要原因，故脾经诸穴也在按摩的范围之内。常按的穴位有天河、百会、神门、涌泉、大椎、关元、足三里、丰隆等。揉或点按这些穴位，对于增强相关脏器的功能都会有明显的帮助。通过按摩能疏风解表、温通表阳，既能宣肺气又能补肺气，既能泻腑热又能健脾和胃。按摩的力度以宝宝不感觉疼痛为度。

推荐按摩穴位

点按复溜穴

位置：在小腿内侧，太溪穴直上2寸，跟腱的前方。

按摩方法：宝宝仰卧或坐立，按摩者一手握住宝宝小腿，另一只手拇指压在宝宝复溜穴上，反复点按3～5分钟。

祛病功效：补肾益阴、温阳利水，有效改善小儿神经系统状态，促进排泄。

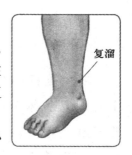

按揉大椎穴

位置：颈椎根部，第8颈椎下缘，鼓起最明显的骨头下缘。

按摩方法：宝宝俯卧或者跪立，按摩者以拇指或中指指腹轻揉婴幼儿大椎穴3～5分钟。

祛病功效：益气壮阳、强健身体，对于小儿惊风及多汗有很好的疗效。

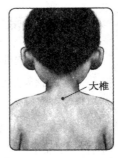

按揉劳宫穴

位置：内劳宫穴，手握拳时，中指指尖下即是。外劳宫穴，在手背侧，第2～3掌骨之间，掌指关节后0.5寸。

按摩方法：按摩者一手抓住宝宝的四指，防止其手指乱动，另一只手以拇、示两指按捏婴幼儿内、外劳宫穴处，持续1～3分钟。

祛病功效：改善心脏功能，清心热，去肝火，治疗小儿盗汗、全身燥热等。

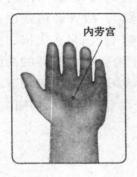
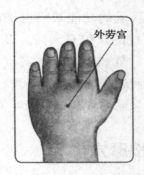

小儿疳积

疳积是指小儿脾胃虚损的一种慢性疾患，多见于3岁左右的小儿，以形体干枯羸瘦、腹部胀大、青筋暴露、头发稀疏为其主要病征。主要由于乳食不节、喂养不当、营养失调，或因其他疾病导致体质消耗过度而引起。治疗原则应以调理脾胃为主。

饮食宜忌

宜：宜吃补脾益气、健胃消食的食品。小儿疳积多与小儿脾胃功能差导致身体瘦弱、消化不良有关，如果能让宝宝在日常饮食中多食用一些补脾益气、健胃消食的食品，可达到标本兼治的效果。薏米、山药、莲子、红枣等常见食品都是补脾的良材，而山楂则是健胃消食的第一佳品。

宜：吃温热的流质、半流质类的食物。由于宝宝的消化功能比较差，所以吃一些易于消化的食物更能保证营养的吸收。像稠米汤、藕粉、麦片粥、蒸蛋羹、蛋花汤、牛奶及流质奶制品、豆浆、菜汤、鲜果汁、鲜菜汁等，以及米粥、菜粥、肉粥、汤面、馄饨、菜泥、蛋糕、汤包等半流质类食物，都是不错的选择。但要注意，此类食物的营养并不全面，而且一次不宜多吃，最好少量多次食用。

可少量食用酸味食品。夏天的时候出汗多，容易损失津液，给宝宝适当吃一些酸味食品，比如番茄、柠檬、草莓、乌梅、葡萄、山楂、菠萝、芒果、猕猴桃之类，它们的酸味能敛汗止泻祛湿，可以防止流汗过多而耗气伤阴。

忌：忌食辛辣、油炸食物。由于疳积患儿身体内热较旺，辣椒、炒黄豆、炒花生等容易助湿生热的食物不宜食用。各种不易消化的烧烤类肉食，小儿疳积者也不宜食用。

忌：忌吃生冷、滋腻等损害脾胃的食物。由于大部分海鲜都是寒凉的食品，所以疳积的小儿应该慎食海鲜。在淡水产品中，蟹、螺、蚌、蛤、鳖等鲜味较重的美食也是寒凉食品，也应该慎食。食用时蘸点蒜泥和姜末有助于消解寒凉之气，但对于婴幼儿来说，最好禁食。大部分鱼类肉性都是温热或平和的，可适当食用。而像羊肉、猪肥肉、红枣、栗子、柿子等大热、大油、生冷或不易消化的食物，应避免食用。

食疗妙方

谷芽消食散

原料：谷芽、山楂、枳壳各 10 克，槟榔 6 克。
做法：将各味原料一同研成细末，用温开水调食即可。
功用解析：枳壳理气宽中、行滞消胀，用于胸胁气滞、胀满疼痛、食积不化；山楂健脾开胃、消食化滞，入胃后，能增强酶的作用，促进肉食消化，有助于胆固醇转化。

谷芽山楂饮

原料：谷芽、山楂各 10 克。

做法：二药加水烧开，煎 15 分钟即可。

功用解析：谷芽可治疗食积不化、脘腹胀痛、呕恶食臭以及脾虚食少、消化不良。山楂开胃消食。

蚕蛹核桃汤

原料：蚕蛹 50 克、核桃仁 100～150 克、盐适量。

做法：将蚕蛹置炒锅中，略炒；取砂锅，注入 500 毫升水，放入核桃仁、蚕蛹，大火烧沸，改小火炖约 40 分钟，待熟后加盐调味即可。

功用解析：健脾胃，补气血。蚕蛹味咸辛、性平，可强身健体、补气养血。注意，对蚕蛹过敏者勿食此品。

小米怀山粥

原料：鲜怀山药 45 克、小米 50 克、白糖适量。

做法：将怀山药洗净捣碎或切丁，山药丁与小米同煮成粥，熟后加适量白糖调匀即可。

功用解析：健脾止泄，消食导滞。怀山药健脾胃、补肺益精；小米味甘、咸，性凉，入脾、胃、肾经，补脾胃，治疗消化不良、泄泻、肢体乏力等症。

内金蒸黄鳝

原料：黄鳝 1 条，鸡内金 6 克，盐、酱油、味精各适量。

做法：黄鳝取出内脏，去骨刺，洗净备用；鸡内金打碎，塞于鳝鱼腹中；取蒸锅注入适量水，将鳝鱼盘置于瓷碗内，入蒸锅，加盖蒸 1 小时；待熟后取出，放酱油、盐、味精调味即可。

功用解析：黄鳝味甘，性温，入肝、脾、肾经，补虚损。食用此品可治疗小儿疳积。

乳鸽疗疳方

原料：乳鸽 1 只，党参 15 克，黄芪、白术各 10 克，盐少许。

做法：将乳鸽用沸水烫一下，处理干净，入沸水中焯去血水；党参、黄芪、白术用纱布包好；取砂锅加适量水，放入乳鸽及药包，置大火上煮沸，改小火炖至鸽肉烂熟，去药包，加盐调味即可。

功用解析：此方适用于气血双亏引起的小儿疳积。

对症按摩要点

推拿治疗小儿疳积通常每日1次，7天为1个疗程。推拿时手法一定要轻柔，且要保持推拿者双手的洁净，因为宝宝的皮肤是非常稚嫩和脆弱的，很容易感染。夏天的时候，可以在宝宝皮肤上涂一些爽身粉，然后再按摩，效果会更好。当被按摩的部位出现皮疹、破损或者红肿发炎，应停止按摩。治疗小儿疳积可按摩的穴位较多，以健脾、养胃、清肠为主要方向，常取的穴位有大肠、板门、中脘、承山、天枢等。除了点按揉推上述穴位以外，按摩腹部、推下七节骨、捏脊等推拿方法也同样有不错的效果。

推荐按摩穴位

推脾经穴

位置：拇指桡侧面。

按摩方法：宝宝仰卧或坐立，按摩者以一手握住婴幼儿的手，使其掌心向上，另一手拇指自小儿拇指指尖向指根方向直推，反复50~100次。

祛病功效：健脾和胃，促进小儿消食解滞。

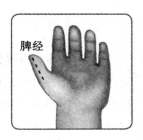

揉推板门穴

位置：手掌大鱼际平面中心。

按摩方法：宝宝仰卧或坐立，按摩者一手拇指指端在婴幼儿大鱼际中点揉板门穴，然后再以拇指桡侧自婴幼儿拇指指根大鱼际向腕横纹处直推，50~100次。

祛病功效：可治疗宝宝腹胀、食欲不振。

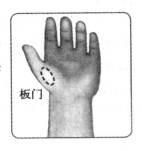

◀◀◀ 常见病的治疗方法

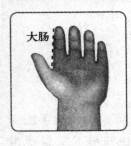

分推大肠穴

位置：示指桡侧边。

按摩方法：宝宝仰卧或坐立，按摩者一手托住婴幼儿的手，使其手掌侧放，另一手用拇指的桡侧面或指腹，自婴幼儿虎口沿桡侧缘直推至食指尖，反复推拿50～100次。

祛病功效：消食导滞、和中健脾，缓解小儿疳积。

小儿厌食

小儿厌食指食欲减退或食欲缺乏，是小儿常见疾病之一，多见于体质较差、脾胃虚弱的小儿。厌食会导致营养缺乏，造成抵抗力下降。中医认为，引起小儿厌食的原因主要是食积停滞、滞热内生、脾胃虚弱。调节饮食，运用食疗药膳，能治疗小儿厌食症。

饮食宜忌

宜：宜少吃零食，多吃蔬果和主食，荤素、粗细均衡搭配。许多父母为了哄孩子或者疼孩子，常拿零食给孩子吃，这样往往造成正餐时间孩子没有足够的食欲。长此以往，很容易造成小儿厌食。可以用玩具或者少量的水果蔬菜来代替零食，这样既健康又能让孩子满意。另外，主食一定要搭配合理，不要太过精细、腥荤，以保证营养的全面均衡。

对于便秘所致的厌食可适当增加清凉蔬菜和水果。疾病或者饮食不当都可能造成小儿便秘，进而导致小儿厌食。因此，平时宝宝要多摄取含粗纤维的食物，如玉米粉、小米、麦片等制成的粥，多吃蔬菜水果，如芹菜、白菜、苹果、香蕉等。另外，甘蔗汁、蜂蜜水、芝麻糊等也具有开胃通便的功效，可以适当饮用。

适当多吃健胃消食类的食物。有的时候，宝宝厌食还与消化不良有关，这种情况下，可以考虑给宝宝吃一些健胃消食的食物，如山楂片、北沙参、甘蔗汁等都是不错的选择。

多给宝宝喝温开水或者鲜榨蔬果汁。有的时候,宝宝想吃东西,但肚子并不饿,这个时候,可以给宝宝喝些温开水或者果蔬汁,这样既可以满足宝宝饮食要求,又不会因为摄入过多的热量而影响了正餐的摄入。

忌:少吃甜食。婴幼儿大多对甜食比较敏感和喜欢,父母常常把甜食当作奖励给宝宝吃,这样做会影响宝宝正餐时的食欲。可以用带有甜味的水果片、酸奶、米糕、面包条等热能含量相对较低的食品当作奖励,可谓一举两得。同时,甜食等零食大多含有多种食品添加剂,多食对健康有不利影响。

食疗妙方

莲栀梨汁粥

原料:栀子、陈皮各6克,鸡内金10克,梨3个,大米50克,莲子、白糖各15克。

做法:将鸡内金研成细末,梨捣烂挤汁;把莲子、栀子、陈皮入砂锅煎取浓汁,去渣;然后放入大米、鸡内金、白糖、梨汁煮粥即可。

功用解析:栀子泻火除烦;莲子养心肾、补脾止泻;陈皮理气健脾导滞,燥湿化痰通畅。

五味山楂粥

原料:麦芽、谷芽、神曲、山楂各10克,橘皮、白术各6克,大米50克,白糖适量。

做法:将麦芽、谷芽、神曲、山楂、橘皮、白术放入砂锅中,加适量水大火烧沸后,转小火煎取浓汁,去渣;药汁中加入大米、白糖、适量水共煮成粥。

功用解析:麦芽性微温,归脾、胃、肝经,能和中,主治消化不良、积食等。山楂开胃。神曲消食导滞,和胃止呕,解胀治痢,增加食欲,促进代谢。

鲫鱼生姜汤

原料：鲫鱼1条，生姜30克，橘皮10克，胡椒1克，盐、葱末各适量。

做法：将鲫鱼去鳞、鳃、内脏，洗净；姜洗净切片，与橘皮、胡椒一起用纱布包好，填入鱼肚内，加适量水，小火炖熟，加少许盐、葱末调味即可。

功用解析：鲫鱼有健脾利湿、和中开胃的功效；生姜可温中散寒，还可刺激胃液分泌。此汤对小儿疳积者有较好的补益作用。

消积导滞饼

原料：面粉500克，炒二丑30克，炒莱菔子、焦山楂、焦麦芽、焦神曲、鸡内金各60克，芝麻、白糖各适量。

做法：将上述各药共研成细末，加芝麻、适量白糖、面粉，和匀，烙成焦饼20个。

功用解析：二丑利水通便、杀虫消积；莱菔子消食除胀、降气化痰；焦山楂、焦麦芽、焦神曲、鸡内金均有消食导滞的功用。

砂橘鸡内金粥

原料：鸡内金6克、干橘皮10克、砂仁1.5克、大米30克、白糖少许。

做法：将鸡内金、干橘皮、砂仁研成细末；将大米淘洗干净，放入锅中，加入三味药末，加适量水搅匀；锅置火上煮沸，约20分钟转小火熬煮，最后加入白糖即可。

功用解析：鸡内金性味甘平，入脾、胃、小肠、膀胱经，具有消食化积之功效。

对症按摩要点

按摩治疗小儿厌食，以增加孩子的食欲为首选目标，常取的穴位多在腹背部或作用于胃部。按摩的时间宜选择在饭前，因为饭后推拿会引起小儿呕吐。在进行按摩之前，父母要让宝宝排去小便，以便宝宝保持一个轻松的状态，保证按摩的效果。按摩法治疗小儿厌食周期较长，但效果良好，基本无副作用，通常每天按摩 1 次，7 天为一个疗程。如果是因为存在肠道寄生虫而导致厌食，则在按摩的同时，要配以药物驱虫治疗；如果儿童因为缺锌而导致厌食，则在按摩的同时，要适时适量地补锌。

推荐按摩穴位

按揉中脘穴

位置：胸骨下端和肚脐连线中点处。

按摩方法：宝宝仰卧，按摩者以右手示指、中指指腹取爽身粉或者滑石粉后按顺时针方向揉中脘穴，反复 50～100 次。

祛病功效：疏肝和胃，止痛止吐，可提振小儿食欲，缓解小儿胃部不适。

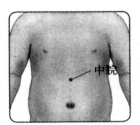

按揉天枢穴

位置：肚脐两侧约 2 寸宽处。

按摩方法：宝宝仰卧，按摩者用双手拇指按顺时针或逆时针方向揉动宝宝肚脐两侧的天枢穴，反复 50～100 次。

祛病功效：治疗便秘、腹胀、腹泻、脐周痛、腹水、肠麻痹、消化不良、恶心想吐等症。

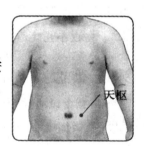

按揉内关穴

位置：手臂的内侧中间，腕横纹 2 寸宽处。

按摩方法：宝宝坐立或仰卧，按摩者用一手拇指指腹点、按揉婴幼儿内关穴，反复 50～100 次。

祛病功效：缓解恶心想吐、胸肋痛、上腹痛、心绞痛、呃逆、腹泻等症状。

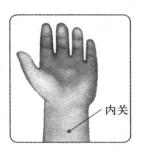

小儿腹泻

小儿腹泻是以大便次数增多，呈稀便或水样便为主要症状的疾病。本症是小儿常见病，尤以2岁以下的婴幼儿更为多见。本病以夏秋季发病率最高。中医认为，小儿脾胃虚弱，内伤乳食、感受外邪或脾肾虚寒等，均易引起腹泻。所以小儿腹泻的保养原则以调理脾胃为主。

饮食宜忌

宜：宜饮食以清淡、易消化吸收为原则，可适当多吃粥、面条、烂饭加蔬菜等。中医认为，小儿腹泻可分为湿热泻、伤食泻、虚寒泻3种。若因肠道感染引起湿热泻，饮食应忌乳制品、生冷瓜果、瓜子、果仁、巧克力及油腻之物，特别要禁食不易消化和不洁的食物，蔬菜类也最好榨汁饮用，可吃些稀粥，等疾病好转再逐渐增食；若因饮食无度而造成伤食泻，则要特别禁食油腻食品，可以食半流质的粥汤或葡萄糖水等，也可加喂促消化的食物，如山药、山楂水等，等病好后再慢慢恢复正常饮食；若因脾胃虚弱、感受风寒引起虚寒泻，则要忌食寒凉食品。

宜：食具有止泻作用的食物。在常见的瓜果蔬菜中，马齿苋、山药、胡萝卜、豆角、薏米、白扁豆、山楂、乌梅、糯米、乌鸡、苹果、荔枝等都具有一定的止泻作用，父母可以根据宝宝的身体情况和口味，选择若干类食品，清洗干净，精心烹制，喂给宝宝吃。

注意适当补充体液。反复的腹泻会导致宝宝体液不足，这时候需要及时为宝宝补充体液。从医院和药店可以买到口服补液盐，其内含葡萄糖、氯化钠、氯化钾、枸橼酸钠等成分，可补充因腹泻、呕吐所丢失的电解质及体液，调节人体水、电解质和酸碱平衡，被称为"生命之水"。也可用自制的盐米汤或糖盐水在家里进行补液，经济实惠，方便可行。

忌：忌食大补的营养品。腹泻会导致孩子身体虚弱，消化吸收能力也相应减弱，喂大补的营养品，不但不容易消化吸收，反而会加重腹泻。即便孩子腹泻初愈，因阳气未复，马上给予大量营养品只会加重孩子的脾胃负担，影响康复。

食疗妙方

大米茶

原料：大米 20 ~ 30 克、白糖 20 克、盐 0.5 克。

做法：先将大米放入炒锅炒黄；将炒好的大米放入锅中，加 300 毫升水，煮取 200 毫升米汤，在米汤中加入白糖、盐调味即可。

功用解析：此品可温补肠胃，治疗小儿腹泻等不适。

人参扁豆粥

原料：白扁豆 5 ~ 10 克、人参 2 ~ 5 克、大米 50 克。

做法：先煮扁豆，将熟时入米同煮成粥；同时单煎人参取汁，粥熟时将人参汁兑入，调匀即可。

功用解析：健脾止泻，益精补肺。人参补肺健脾；白扁豆健脾养胃。

糯米车前草粥

原料：鲜车前草 15 克、糯米 50 克。

做法：糯米洗净，用清水浸泡 1 小时；将车前草洗净，切碎，加水煎取汁；将车前草汁加入糯米中熬煮成粥。

功用解析：糯米有补中益气、健脾养胃、敛汗的功效，适宜脾胃虚寒、腹泻便溏者，体虚自汗、盗汗者，神经衰弱者，肺结核患者食用；车前草有清热解毒的作用，对小儿腹泻有良效。

鸡蛋黄油

原料：鸡蛋 2 ~ 3 个。

做法：取出鸡蛋黄，将蛋黄放铁勺或铝勺中加热，待到熬出蛋黄油即可。

山药莲肉麦芽粥

原料：山药 20 克，莲肉、麦芽各 10 克，大米 40 克，白糖适量。

做法：将山药、莲肉、大米洗净，倒入锅内，加水同煮为粥；对入麦芽煎汁、白糖拌匀，稍煮片刻即可。

萝卜牛百叶粥

原料：牛百叶 200 克、白萝卜 50 克、大米 40 克、盐适量。

做法：将牛百叶用少许盐搓洗干净，切成小块；将白萝卜洗净，去皮，切块；将大米淘洗干净，与牛百叶、白萝卜一同倒入锅内，加适量清水，煮成粥，加盐调味即可。

功用解析：牛百叶性味甘平，以形相补，可补益脾胃。

马齿苋包子

原料：鲜马齿苋 250 克，盐、面粉各适量。

做法：将鲜马齿苋去根，洗净，切碎，搓揉后挤去过多水分，切碎，拌入少许盐，搅拌均匀，做成包子馅；将适量面粉加水和匀揉成面团，擀成皮，将包子馅包入皮中，做成包子；最后把马齿苋包子放入蒸笼内，蒸熟即可食用。

功用解析：马齿苋味酸性寒，入大肠，肝、脾经，清热解毒、凉血止血、止痢，可预防菌痢。

对症按摩要点

由于造成小儿腹泻的因素比较复杂，所以中医的按摩疗法讲究辨证施治。中医将腹泻分为 5 种，每种各对应若干穴位进行按摩或推拿。常用的按摩手法有：补脾土、补大肠、推三关、揉外劳宫、揉脐、揉天枢、摩腹、捏脊、揉龟尾、推上七节骨、清大肠、清天河水、推六腑、推下七节骨、揉板门、清胃经、清小肠、推四横纹、摩中脘、捏脊、揉足三里穴等，每种手法通常要反复 50～100 次。

推荐按摩穴位

摩腹

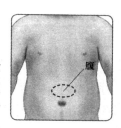

位置：整个腹部。

按摩方法：宝宝呈仰卧姿态，按摩者用四指或全掌按摩于宝宝整个腹部，3~5分钟。按摩时当以宝宝肚脐为中心，由小到大做圆周运动，可先逆时针方向摩2分钟，再顺时针方向摩1分钟。动作一定要轻柔，否则容易引起宝宝胃腹部不适。

祛病功效：消积止泻，清肠暖胃，治疗小儿腹泻或疳积。

运内八卦

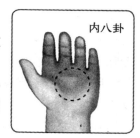

位置：以掌心为圆心，从圆心至中指根横纹约2/3处为半径作圆，内八卦穴为一圆圈。

按摩方法：宝宝仰卧，按摩者用左手捏住小儿手指，用右手拇指在小儿掌心内八卦上做圆周运动，3~5分钟。

祛病功效：宽胸利膈、理气化痰、行滞消食，治疗小儿腹泻。

揉龟尾穴

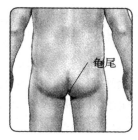

位置：背部尾骨末端。

按摩方法：宝宝俯卧，按摩者用中指指腹在宝宝龟尾穴处按揉，2~3分钟。按揉的力度可稍大些，若宝宝感觉不适而哭闹，可适当减轻按揉力度。

祛病功效：治疗小儿脱肛、便秘、腹泻等。

小儿遗尿

小儿遗尿是指3岁以上的小儿睡眠中小便自遗、醒后方知的一种病症。小儿因贪玩少睡、过度疲劳、睡前多饮等偶然尿床者不作病论。中医学认为,本病与小儿的体质有一定的关系,多因肾气不足、下元亏虚或脾肺两虚、下焦湿热等导致膀胱约束无权而发生。

饮食宜忌

宜: 肾气不足的宝宝宜食温补固涩的食物。造成小儿遗尿的原因有多种,若是因小儿本身的肾气不足而导致遗尿,应多吃一些温补的食物,如糯米、黑芝麻、山药、核桃、桂圆、莲子、乌梅等。

肝胆火旺者宜食一些清补的食物。小儿肝胆火旺也容易造成遗尿,这个时候要多食用一些清补的食材,以保证在补不足的同时清除火气,像豆腐、银耳、山药、莲子、大米、绿豆、鸭肉、鸡内金等都是不错的清补食材。

忌: 忌食利尿类食物。像玉米、薏仁、红小豆、鲤鱼、西瓜等,利尿作用明显,遗尿小儿食用后,会加重遗尿病情,故应该禁食。而牛奶、巧克力、柑橘等食物容易使小儿膀胱壁产生痉挛,造成遗尿,也应该禁食。

忌: 食多盐、多糖、生冷和刺激性的食物。宝宝如果吃了太咸或太甜的食物,就会感觉口渴并因此多喝水而导致多尿,进而增加了遗尿的可能性。生冷食物会削弱脾胃功能,损害宝宝脆弱的肾脏功能,因此也要避免食用。同时,要忌食刺激性食物。因为小儿的神经系统发育还很不成熟,特别容易兴奋,若食用这类刺激性食物,会导致宝宝大脑皮质的功能失调,很容易发生遗尿。

晚饭前后控制饮水,忌食食物。对于小儿遗尿者,白天不要过度限制其饮水量,父母可以要求宝宝每天至少有1次随意保留尿液到有轻度胀满不适感，以锻炼其膀胱功能。但到了晚饭前后，则要控制宝宝饮水量，特别是要注意别让宝宝吃流质食物，晚饭时也尽量少喝水，以免加重肾脏负担。另外，晚饭时可以让宝宝吃一些比较干的食物，用以消耗宝宝体内多余的水。这样一加一减，双管齐下，可以从根源上控制宝宝夜间的尿量，有效预防遗尿。

食疗妙方

益智仁炖牛肉

原料：益智仁 10 克，牛肉 30 克，盐、酱油、味精各适量。
做法：牛肉洗净，切小块，与益智仁同放入炖锅内炖；加适量酱油，隔水炖至肉熟烂，加盐、味精调味。
功用解析：益智仁性温味辛，归脾、肾经，有温脾止泻、暖肾、固精缩尿的作用。用于脾寒泄泻、腹中冷痛、口多垂涎、肾虚遗尿、小便频数、遗精白浊等症的食疗。

益智膀胱

原料：益智仁 15 克、猪膀胱 1 个、白胡椒 7 粒、糯米 30 克。
做法：先将猪膀胱洗净；将益智仁、白胡椒、糯米装入猪膀胱内，把口扎紧，放入砂锅内炖熟即可。
功用解析：养心强神，摄纳膀胱。猪膀胱性味甘咸、平，缩小便，健脾胃；益智仁暖肾缩尿。

韭根猪脂饮

原料：鲜韭菜根 50 克、猪脂 25 克。
做法：韭菜根洗净捣汁；猪脂用炒锅煎，取油汁，与韭菜根汁调匀同食即可。
功用解析：韭菜根汁温补肾阳，可止遗尿；猪脂咸湿，以缩小便。二药合用，补肾阳，缩小便。本品不宜多食。

胡椒鸡蛋

原料：鸡蛋 1 个、白胡椒 7～8 粒。
做法：将鸡蛋大头一端轻轻敲破一个小孔，放入白胡椒，然后用破壳片堵住小孔，或用纸封好，蒸熟即可。
功用解析：胡椒性热味辛，归胃、大肠经，有镇静、抗惊厥、抗炎杀虫的作用，可用于补心、温摄膀胱，还可用于腹痛腹泻、食欲不振的辅助食疗。

白果羊肉粥

原料：白果 15 克，鲜羊腰 1 个，羊肉、大米各 50 克，葱白 3 克。
做法：将羊腰洗净，去臊腺、脂膜，切成丁；葱白洗净，切成细节；羊肉洗净，切块；白果、大米淘净，与羊肉块、羊肾丁、葱白段一同放入锅内，加水熬至粥成即可。

韭菜籽面饼

原料：韭菜籽 10 克，面粉、白糖或盐各适量。
做法：韭菜籽研磨成细粉，调入面粉中和匀，加适量清水，制成面团揉成面饼；加适量白糖或盐调味，放入蒸锅中蒸熟即可。

荔枝枣泥羹

原料：荔枝、红枣各 20 颗，白糖少许。
做法：将荔枝去皮、核，红枣去核，共捣成枣泥；枣泥中加少量清水、少许白糖，入锅中煮熟即可。

对症按摩要点

根据小儿遗尿的成因不同，按摩的手法也不尽相同。常用手法有点揉中极穴、上推七节骨、按揉太溪穴、按揉三阴交穴、推脾经、推三关穴、揉外劳宫穴等。

因肾气虚而造成的遗尿，经常采用补肾经和按揉肾俞、命门穴的手法；因脾肺气虚而造成遗尿的，多采用补脾经、推三关、按揉脾俞的手法；肝经湿热型遗尿则多采用清肝经、清小肠、清天河水、按揉肝俞、按揉小肠俞、按揉心俞的手法。

在给宝宝进行按摩治疗时，要在精神上给予鼓励，树立起"遗尿一定能治疗好"的信心，绝对不能对患儿进行讥笑，使其精神紧张，增加治疗的难度。

按摩每天进行1次，连续按摩5～10次后，如已不遗，还应再按摩数次以巩固疗效。

推荐按摩穴位

点按气海穴

位置：脐正下约1.5寸宽处。

按摩方法：宝宝坐立或仰卧，按摩者用拇指点按穴位1～2分钟。

祛病功效：治疗小儿便秘、小便不利、遗尿、腹泻等。

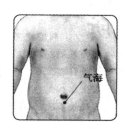

点揉中极穴

位置：把肚脐和耻骨联合连线5等分，耻骨联合上1等分处。

按摩方法：宝宝坐立或仰卧，按摩者单手用拇指点揉宝宝中极穴1～2分钟。

祛病功效：治疗小儿尿急、尿频、遗尿等症。

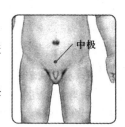

点按太溪穴

位置：足内侧，内踝正后方凹陷中。

按摩方法：宝宝坐立或仰卧，按摩者用拇指点按穴位3～5分钟。

祛病功效：改善泌尿系统功能，治疗肾炎、尿频、遗尿等。

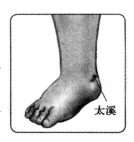

小儿贫血

所谓贫血,就是红细胞数减少或者血红蛋白量减少。判断是不是贫血,一般通过验血就能确诊。八九个月到 2 周岁左右的小儿贫血,多因食物中缺乏足够的铁质引起。多见于从母体中未获得足够铁量的早产儿,通常生后八九个月仍以母乳为主,如不吃些蛋类和鱼,就会出现铁不足,经血液检查,假如诊断为贫血,医生会让小儿吃铁剂。在日常饮食上要多吃些海鱼、动物血类或干鱼类、蔬菜等含铁多的食品。缺铁性贫血很快就能痊愈,也不留后遗症。

饮食宜忌

宜:宜食铁含量高的食物。食物中的铁有两种来源,一种是肉类中的血红蛋白,另一种是蔬菜中的离子铁,即非血红蛋白铁。动物的血液和肝脏的含铁量最高;其次是畜禽肉类、鱼类和鸡蛋黄;奶类制品的含铁量较低,大约只有肉类的十分之一;植物性食品的含铁量通常要远低于动物性食品,常见的含铁量较高的植物性食品有姜、黄花菜、芹菜、叶菜、荠菜、苋菜、香菜、菠菜、豆芽、黑木耳、紫菜、海带、油菜等。值得一提的是,动物性食品中所含的铁较易被人体吸收,而植物性食品中所含的铁很难被人体吸收。因此,补铁应以增加富含血红蛋白的动物内脏、肉类、鱼类、蛋黄等动物性食品为主。

宜:食富含维生素 C 的食物。实验证明,维生素 C 能够明显提高人体对铁元素的吸收,因此,平时多食用一些富含维生素 C 的食物,对于改善贫血是极有帮助的,大部分新鲜水果蔬菜中都含有丰富的维生素 C。

及时合理地添加辅食。胎儿、新生儿体内的铁是由母体获得,新生儿在 6 个月大之前对铁元素的需求基本可以从母乳及牛奶中获得,所以食母乳的婴儿较少发生贫血。婴儿从 6 个月大开始,要喂蔬菜(榨汁或做泥），并加喂鸡蛋黄；8个月大开始加喂肉末、肝泥、鱼肉蓉、动物血等，宜从少到多逐渐增加。

选择合适的烹调与饮食方法。虽然有许多食品富含铁元素，但如果不注意烹调与饮食搭配，还是容易造成缺铁性贫血。有研究发现，发酵食品中的铁元素比较容易吸收，因此，馒头、发糕、面包要比面条、烙饼、米饭更适合宝宝食用。

选择铁强化食品。在日常的饮食中，尽量选择一些铁强化食品或调味品，也是补铁的有效方式之一。像铁强化面粉、食盐、酱油等都是不错的选择。

忌：茶叶和咖啡中含有鞣酸，可影响铁的吸收，所以婴幼儿及孕妇还是要忌茶和咖啡。鸡蛋的蛋黄中含有磷酸，与牛奶同食时也会影响铁的吸收，所以建议牛奶与鸡蛋不要混在一起吃，在吃鸡蛋时可选择与谷类食物同吃，在喝牛奶时可配上米粉、面包、饼干等。吃叶菜和菠菜时，应该先用开水焯一下，去掉其中大部分的草酸，以保证宝宝对铁的正常吸收。

食疗妙方

参枣莲子粥

原料：党参15克，红枣20克，莲子、大米各30克。
做法：将党参切成片；红枣洗净，剖开去核；莲子打碎；将大米淘洗干净与党参、红枣、莲子一起放锅中，加清水适量，煮至米烂熟即可。
功用解析：健脾益气，益血补虚。党参益气生血，有明显增加红细胞的作用；红枣性味甘平，可补五脏、治虚损；莲子可养心肾、补脾。

猪肝瘦肉粥

原料：鲜猪肝、猪瘦肉、大米各50克，植物油15毫升，盐少许。
做法：将猪肝、瘦肉洗净，剁碎，加油、盐拌匀；将大米洗干净，放砂锅中，加适量清水，煮至粥将熟时加入拌好的猪肝、瘦肉，再煮至肉熟即可。

功用解析：动物肝脏富含铁，而且也较易被人体吸收，是预防缺铁性贫血的首选食品。

菠菜猪肝汤

原料：鲜菠菜200克、鲜猪肝100克、植物油15毫升、盐少许。

做法：将菠菜洗净，切碎；猪肝切成小薄片，用油、盐拌匀备用；锅中加500毫升清水，煮沸后加入菠菜及猪肝，煮至猪肝熟即可。

功用解析：此汤具有生血养血、润燥滑肠的作用，适用于血虚萎黄、视力减退、大便涩滞等症的辅助治疗。

杏仁苹果豆腐羹

原料：豆腐3块，杏仁24粒，苹果1个，香菇4朵，盐、植物油、白糖、味精、水淀粉各适量。

做法：将豆腐切块，用水泡一下捞出；香菇洗净，切碎，搅成蓉，和豆腐块一起煮至滚沸，加入盐、植物油、白糖，并用水淀粉调成芡汁，制成豆腐羹；杏仁用温水泡一下，去皮；苹果洗净，去皮，切成粒，同搅成蓉；豆腐羹冷却后，加上杏仁苹果糊、味精拌匀，即成杏仁苹果豆腐羹。

功用解析：此羹富含蛋白质和铁质，可提高婴幼儿免疫力，防止贫血发生。

对症按摩要点

各种原因引起的贫血均属于中医"血虚"的范畴，病理变化涉及心、肝、脾、肾等内脏，治疗应以补血益气为主。穴位按摩是治疗贫血较为有效的辅助方法，通过刺激相应的穴位，调节各脏腑的功能，尤其是脾胃生化气血的功能，从而达到益气补血的目的。治疗小儿贫血所取的穴位，也多选择心、肝、脾、肾等相关经脉的重要穴位。如大陵穴、神门穴、足三里穴、脾俞穴、涌泉穴等，除了按摩重点穴位外，还可以用捏脊法治疗小儿贫血，用两手沿脊柱两旁由下而上连续捏拿患儿肌肤，两手交替边捏边向上推进，自尾骶部开始，捏拿至枕颈部，反复操作3～5次。

推荐按摩穴位

按揉足三里穴

位置：胫骨外侧，在膝盖下方约3寸宽处。

按摩方法：宝宝坐立或仰卧，按摩者轻轻用拇指按揉穴位50~100次。

祛病功效：改善心脏功能，辅助治疗小儿贫血。

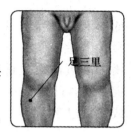

按揉脾俞穴

位置：背部，第11胸椎棘突下旁开1.5寸宽处。

按摩方法：让宝宝俯卧或者趴在床上，按摩者双手拇指分别按住宝宝的左右脾俞穴，反复按揉50~100次。

祛病功效：改善营养不良，治疗小儿贫血。

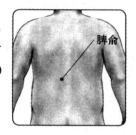

擦涌泉穴

位置：足趾跖屈前凹陷处。

按摩方法：宝宝仰卧，按摩者用手掌推擦宝宝穴位50~100次。

祛病功效：改善血液循环，促进新陈代谢。

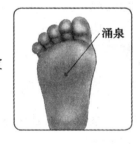

小儿营养不良

小儿营养不良是因蛋白质、能量摄入不足而引起的一种慢性营养缺乏症，是消化吸收功能长期障碍所引起的一种慢性消耗性疾患，多见于3岁以下的婴幼儿。常见症状为精神不振，喜欢吃异物，但食欲不佳，皮下脂肪减少甚至骨瘦如柴、肌肉松弛等。

饮食宜忌

适宜采用婴儿熟悉的食物，观察其消化负荷及耐受情况，每 3 天或 5 天做适当增量调整。开始以半流食、流食为主，以逐渐扩大胃容量，少量多次以减轻胃肠道负担，防止婴儿出现低血糖。给宝宝逐渐增加高蛋白质类食物，还应注意维生素和矿物质的补充，平时可多给宝宝吃含此类营养素较多的食物，如粟米、山药等。忌长期摄食不足，或饮食过于单一。

食疗妙方

粟米山药粥

原料：粟米 50 克、山药 25 克、白糖适量。

做法：粟米洗净；山药洗净，去皮，切小块备用；煲锅置火上，加入适量清水，放入粟米、山药块，大火煮沸后，再小火煮至粥烂熟，加入白糖搅匀即可。

功用解析：宝宝消化不良的表现为食欲不振、身体瘦弱、体重减轻，甚至反复出现腹泻。可让宝宝多吃易消化的稀粥，有助于补充营养。

鸡蓉豆腐汤

原料：鸡脯肉 50 克、豆腐 30 克、玉米粒 20 克、葱末适量、高汤 100 毫升、盐少许。

做法：鸡脯肉洗净，剁碎，与玉米粒、高汤一同入锅煮沸；豆腐洗净捣碎，加入煮沸的高汤中，放入葱末和少许盐调味即可。

功用解析：宝宝在生长发育时，蛋白质及钙的补充非常重要。豆腐和鸡蓉是蛋白质和钙的最佳提供者，配有含粗纤维和抗氧化功能的玉米粒，营养价值很高。

对症按摩要点

摩脐、揉天枢、分推腹阴阳、摩腹、按揉足三里穴、补脾经、清大肠、揉板门穴（运板门，病从板门反推横纹），按揉脾俞穴、胃俞穴、大肠俞穴，捏脊、掌揉背部膀胱经。伤食者，泻脾经（清脾经）、掐揉四横纹、顺运内八卦。

推荐按摩穴位

按中脘穴

按摩者以右手中指指腹按顺时针方向揉婴幼儿中脘穴 50～100 次。

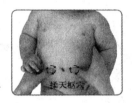

揉天枢穴

按摩者用拇指按顺时针或逆时针方向揉动婴幼儿天枢穴，50～100 次。

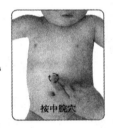

掐揉足三里穴

婴幼儿坐位或仰卧位，按摩者用拇指掐揉婴幼儿足三里穴，3～5 次。

按揉胃俞穴

按摩者可用拇指指端揉婴幼儿胃俞穴（左背部，第 12 胸椎棘突下，旁开 1.5 寸），3～5 分钟。

清大肠

按摩者以一手托住婴幼儿的手，使其手掌侧放，并使其拇指和示指分开，以另一手拇指桡侧面或指腹，自婴幼儿虎口沿桡侧缘直推至示指尖，50～100 次。

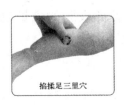
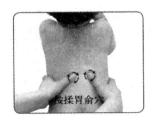
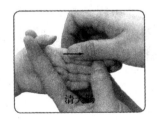

维生素 A 缺乏症

维生素 A 缺乏症是由于人体缺乏维生素 A 而引起的皮肤和眼的疾病。婴幼儿发病率高。现代医学认为发生本病的原因有：(1) 长期以奶粉、豆浆等喂养婴幼儿，未及时添加富含维生素 A 或胡萝卜素的食物；(2) 消化系统疾病如慢性腹泻、痢疾等，使维生素 A 和胡萝卜素吸收不良；(3) 患有高热、肺炎、肺结核等病症使维生素 A 的需要量迅猛增加。

饮食宜忌

宜：多吃富含维生素 A 的食物，同时适当补充面包、糖和谷氨酸钠等食物，以强化维生素 A 的吸收和利用。

适当给宝宝多吃强化食物，如稻米、茶、黄油、奶制品、糖等。

忌：注意不要给宝宝吃过于精细的食物，应该多吃些粗粮、杂粮。

食疗妙方

蛋黄粥

原料：大米 100 克、熟鸡蛋 2 个、白糖适量。

做法：大米洗净；熟鸡蛋剥壳，去蛋白，留蛋黄，放入碗内，用勺子压碎；煲锅置火上，加入清水，放入大米大火煮沸后，用小火熬 20 分钟，加入压碎的蛋黄，再稍煮片刻，加入白糖搅匀即可。

功用解析：蛋黄中含有丰富的维生素 A，是维生素 A 缺乏者补充营养素的佳品。同时，蛋黄中维生素 D、维生素 E 及卵磷脂的含量也十分丰富。

胡萝卜枸杞猪肝汤

原料：胡萝卜 200 克，鲜猪肝 100 克，枸杞子、生姜片、盐、香油、香菜末各适量。

做法：将猪肝、胡萝卜洗净，切片；锅内加水烧沸，放入生姜片、盐，再加入胡萝卜片、枸杞子，继续煮 5 分钟，在锅中放入猪肝片；待猪肝煮熟时，加入香油、香菜末搅拌均匀即可。

功用解析：胡萝卜具有清热解毒的功效，在西方被视为菜中上品，富含胡萝卜素和多种氨基酸，因此有一定的抗癌作用。猪肝以含维生素 A 量多而著称，有补血明目的作用。

蜜汁胡萝卜

原料：胡萝卜 200 克，姜末、蜂蜜、黄油各适量。

做法：胡萝卜去根须，洗净，切成小片；煲锅置火上，加入适量清水烧沸，放入胡萝卜片、蜂蜜、黄油、姜末搅匀，盖上盖，用小火煮 30 分钟至胡萝卜片软烂即可。

功用解析：如果宝宝缺乏维生素 A，可能会影响视力的发育，还可能多次、反复出现呼吸道和消化道感染。父母可让宝宝多吃羊肝、猪肝以及胡萝卜、韭菜、芥菜等。

对症按摩要点

开天门(推攒竹穴)，推坎宫(推眉弓)，抹眼眶，按睛明穴、阳白穴、四白穴、瞳子髎穴、百会穴、风池穴，拿揉、搓揉下肢。若为脾虚，则加补脾经，摩腹，分推腹阴阳，揉中脘穴，揉天枢穴，按揉足三里穴，按揉脾俞穴和胃俞穴，横擦肩背腰骶。若为阴虚，则加补肾经，揉肾俞穴，推涌泉穴。

推荐按摩穴位

开天门（推攒竹）

按摩者用两拇指指腹，自婴幼儿两眉连线中点推起，自下往上至前发际，交替直推30～50次。

推坎宫（推眉弓）

按摩者以两拇指指端的桡侧，自婴幼儿眉头向眉梢做直线分推，30～50次。

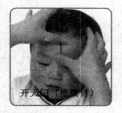
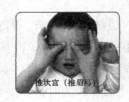

按揉睛明穴

按摩者以拇指或示指按揉婴幼儿睛明穴（目内眦角稍上方凹陷处），3～5分钟。

按揉阳白穴

按摩者以拇指或示指指甲按揉婴幼儿阳白穴（瞳孔直上眉上1寸处），3～5分钟。

揉中脘穴

宝宝仰卧，按摩者以右手示指、中指指腹取爽身粉或者滑石粉，按顺时针方向揉婴幼儿中脘穴，反复50～100次。

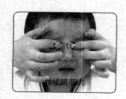
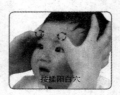

第四篇 女性常见病日常治疗与保健

乳腺增生

乳腺增生是指妇女乳房出现形态、数量、大小不一的硬结肿块，是一种良性的、非炎性的乳腺组织增生性疾病。乳腺增生是女性最常见的乳房疾病，其发病率占乳腺疾病的首位。据调查，有70%～80%的女性都有不同程度的乳腺增生，多见于25～45岁的女性。其主要症状为一侧或两侧乳房同时或相继出现大小不等的类圆形硬结节肿块，触摸的时候感觉到肿块表面光滑，是可活动的。

饮食宜忌

宜：应多吃一些具有抗乳腺增生作用的食物，比如鳝鱼皮、丝瓜、芦笋、玫瑰花等。

宜：多吃富含膳食纤维的新鲜蔬菜和水果；多吃乳制品，比如牛奶、酸奶等；多吃海藻类食品，比如海带、紫菜等；多吃食用菌类，比如黑木耳、香菇、蘑菇、银耳等。

乳房有液体溢出的人宜吃苦瓜、苦菜、萝卜叶等。

乳房疼痛的人宜吃丝瓜、海参、茄子等。

月经不调的乳腺增生患者宜吃牛蛙、乌贼、鲫鱼、丝瓜、甜杏仁、核桃、山楂、红小豆、桃子、芹菜等。

忌：忌吃肥腻、不易消化、油炸、腌制及霉变的食物。

忌：烟、酒、咖啡。

忌：吃辛辣有刺激性的食物，比如辣椒、桂皮、胡椒等。

忌：吃发性食物，比如猪头肉、羊肉、公鸡、鹅、鱼等。

食疗妙方

海带鳖甲猪肉煲

原料：海带 120 克，鳖甲 60 克，猪肉 200 克，凤尾菇 65 克，盐、味精、葱、姜各适量。

做法：将鳖甲洗净，尽量弄成小碎块备用；将猪肉洗干净，切成小块，放入沸水中焯一下，加料酒除去腥味；海带用清水泡开，洗净，再切成丝；把姜洗净切成片，葱洗净切成段，把凤尾菇洗干净；把海带、鳖甲、瘦肉、凤尾菇、葱段、姜丝放入锅中共煮汤；先用大火煮沸 15 分钟，再改小火煮 1.5 小时，加入适量盐、味精调味，搅拌均匀，盛盘即可。

功用解析：适用于气滞痰凝，见情志抑郁、胸胁胀满疼痛、乳房胀痛或胁下肿块等人群。

山楂青皮粥

原料：青皮 10 克、山楂 30 克、大米 100 克、冰糖适量。

做法：将青皮、生山楂洗净，切碎，一起放入砂锅中，加适量水，煎 40 分钟，用洁净纱布过滤，取汁备用；大米洗净，放入砂锅中，加适量水，用小火煨煮成稠粥；粥将成时，加入青皮、山楂汁搅匀，再加入适量冰糖，继续煨煮至沸即可。

功用解析：适用于肝郁气滞，见情志抑郁、小腹胀满疼痛、乳房胀痛或胁下肿块、月经不调、痛经等人群。

萝卜拌海蜇皮

原料：白萝卜 200 克，海蜇皮 100 克，盐、植物油、白糖、香油、葱各适量。

做法：将白萝卜洗净，切成细丝，加少许盐腌渍一会儿，沥去水分；葱洗净，切成末；将海蜇皮切成丝，入沸水中焯一下，再放入清水中，然后挤干水分；萝卜丝与海蜇丝一起加少许盐拌匀；油锅烧热，炸香葱末，趁热将葱油淋入碗内，加白糖、香油拌匀即可。

功用解析：此品适用于乳腺增生者，压拧乳头有异常分泌物者。

海带拌鸡丝

原料：海带 200 克，鸡脯肉 100 克，植物油、盐、香油、醋、酱油、姜、蒜各适量。

做法：海带洗净，切成细丝，入开水中煮熟，捞出沥干水分；鸡脯肉洗净，切成丝，加盐、酱油拌匀，腌渍片刻；姜、蒜分别切成末；锅内放少许植物油烧热，放入鸡丝滑散，至变色后盛出沥油；将海带丝、鸡丝放入大碗中，加适量盐、香油、醋、蒜末、姜末拌匀即可。

功用解析：此品适用于乳腺增生，见有肿块、触痛者的饮食治疗。

乌鸡炖黑豆

原料：乌鸡 1 只，黑豆 250 克，水发黑木耳 30 克，水发香菇 10 克，盐、姜末、葱段、味精各适量。

做法：将乌鸡处理干净，切块；黑木耳洗净，撕小朵；香菇去蒂，切块；将鸡块与黑豆同煮熬汤，加入适量姜末、葱段至肉熟豆酥，加入黑木耳和香菇再煮片刻，加入适量盐、味精调味即可。

功用解析：适用于肝肾不足，见身体虚弱、少气懒言、面色苍白、血虚头晕、肾虚腰酸者及不孕不育等人群。

对症按摩要点

按摩法治疗乳腺增生最常取的部位是乳房的增生部位，这也是最直接的取位。通过对增生部位的直接按摩，可以很直观地感受到按摩前后增生部位的细微变化。同时，乳腺增生者还需要对整个乳房进行全面按摩，以从整体上改善乳房血液循环，逐渐消解增生。另外，由于大部分的乳腺增生是由内分泌紊乱造成的，所以在治疗乳腺增生时，一些可以改善内分泌系统功能的穴位也经常被选择，比如三阴交穴、气海穴等。

推荐按摩穴位

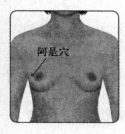

按揉阿是穴

位置：阿是穴即点按时感觉疼痛或酸胀的位置。本处阿是穴为乳房疼痛区。

按摩方法：用拇指指腹紧按于阿是穴处，其余四指帮助固定，拇指来回揉动，边揉边按，使局部有明显酸胀感，胸胁乳房部有舒适感，操作持续3～5分钟。

祛病功效：消瘀散结、缓解疼痛。

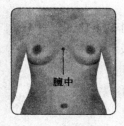

掌揉膻中穴

位置：在胸部正中线上，两乳头连线与胸骨中线的交点。

按摩方法：以大鱼际或掌根贴于穴位，逆时针方向揉30～40次，再顺时针方向揉30～40次，以胀麻感向胸部放散为佳。

祛病功效：治疗胸部疼痛、乳腺增生、呼吸困难、心慌、心悸、咳嗽等。

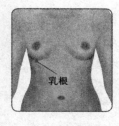

按揉乳根穴

位置：在乳头直下，乳房根部，左右乳房各一穴。

按摩方法：用拇指指腹紧按于乳根穴处，其余四指帮助固定，拇指来回揉动，边揉边按，使局部有明显酸胀感，胸胁乳房部有舒适感，操作持续2～3分钟。左右交替进行。

祛病功效：常按此穴可治疗乳腺增生、乳房胀痛、乳汁少、胸闷等。

急性乳腺炎

急性乳腺炎又叫"乳痈",多见于初产后哺乳的妇女。本病可分为初期、脓成期、脓溃期3个阶段。初起病情较急,乳房局部结块,乳房肿痛。脓成以后乳房胀痛加剧,红肿疼痛明显。脓溃期则可见脓液自创口溢出。在发病初期可以依照图解进行穴位按摩治疗,但若发现化脓就必须马上就医。

饮食宜忌

宜:宜吃性平,具有健脾养阴、清热生津作用的食物,比如牛奶、鸭蛋、鸭血、瘦猪肉等。

宜:多吃清淡、甘凉滋润的食物,比如番茄、丝瓜、海带、黄瓜、荸荠、莲藕、红小豆、绿豆、橘子、梨、香蕉等。

宜:吃具有化痰、软坚散结作用的食物,比如海藻、海带、紫菜、猕猴桃、芦笋等。

宜:吃具有理气散结、益气养血作用的食物,比如红枣、山楂、山药、薏米、糯米、鲫鱼等。

体质偏热或是阴虚内热的患者忌吃性温的食物,比如牛肉、羊肉及其内脏、狗肉、鸡肉及其内脏、猪肝、猪肚、辣椒、韭菜、香菜、桂圆、荔枝等。

忌:忌吃生冷的食物。

忌:烟、酒。

忌:吃辛辣、刺激性的食物,比如辣椒、洋葱、芥末等。

忌:吃荤腥的食物。

忌:吃高脂肪类的食物,比如肥肉、奶油、乳酪等。

忌:吃属于发性的食物,比如海鲜、猪头肉、公鸡等。

食疗妙方

油菜大米粥

原料:桑叶、大米各50克,鲜油菜200克,盐少许。

做法:大米、桑叶、油菜洗净,油菜切细条;大米、桑叶下锅,加500毫升清水,大火煮沸3分钟,转小火煮30分钟,成粥后将油菜放入烫熟,加盐调味。

功用解析:大米有补气健脾、除烦渴的作用,油菜可解毒消肿、润肠通便。此方适用于急性乳腺炎所致的肿块灼热、肿痛者。

蒲公英米粥

原料:蒲公英30克、大米50克、白糖少许。

做法:蒲公英洗净,切碎;大米淘洗干净;将大米放到锅里,加500毫升清水,大火煮沸5分钟后,转小火煮15分钟后放入蒲公英碎,再煮至成粥状即可,食时加白糖调味。

功用解析:蒲公英具有清热解毒、消痈散结的作用。大米具有补气健脾、除烦渴的作用,此方适用于由急性乳腺炎所致的乳房灼热肿痛、嘴干、大便干结等。

鸡爪黄花蛋汤

原料:鸡爪50克、鸡蛋2只、黄花菜20克、盐少许。

做法:鸡爪洗净;鸡蛋打散成蛋液;黄花菜洗净,切碎;将鸡爪放到锅里,加适量清水,大火煮沸后转中火煮至鸡爪熟,煮熟后再放入黄花菜、鸡蛋,放少许盐即可。

功用解析:鸡爪具有温中补气、活血通经的作用,鸡蛋具有补虚的作用,黄花菜具有清热、解毒、利尿、消肿、养血平肝、除烦的作用。此方适用于急性乳腺炎所致的疮口脓稀、全身乏力。

双耳汤

原料:银耳、黑木耳、白糖各适量。

做法：黑木耳、银耳分别泡发，洗干净，撕小块；将处理好的银耳和黑木耳放入锅内，加 500 毫升清水，大火煮沸转中火煮 20 分钟，食时加适量白糖即可。

功用解析：黑木耳和银耳都具有补肾、益气、润肺、生津、清热、活血、强身的作用。此方适用于因急性乳腺炎而引起的气短乏力、溃脓稀淡。

薏米红豆汤

原料：薏米、红小豆各 30 克，白糖少许。

做法：将薏米和红小豆都淘洗干净，放入锅内，加 500 毫升清水，大火煮沸 5 分钟后，转小火煮 30 分钟，加白糖即可。

功用解析：红小豆具有清热毒、散恶血的作用，薏米具有健脾、渗湿、排脓的作用。此方适用于因乳汁淤积而致的急性乳腺炎。

黑鱼山药汤

原料：黑鱼 500 克，山药 30 克，葱末、姜末、料酒、盐各适量。

做法：黑鱼洗净，切小段；山药去皮洗净，切片；将鱼段和山药一块放到锅里，加清水 500 毫升，再加入葱末、姜末、料酒、盐，用大火煮沸 3 分钟后，撇去浮沫，转小火煮 20 分钟即可。

功用解析：黑鱼具有补脾利水、除瘀、清热解毒的作用，山药亦具有清热解毒的作用。此方适用于急性乳腺炎所致的疮口脓稀、溃而不愈、气短、懒言。

对症按摩要点

急性乳腺炎的按摩治疗方法首选乳房按摩法。若乳房局部水肿明显，伴有发烧或脓肿已经形成，则不宜采用乳房按摩法，以免病情恶化。按摩前，应排尽剩乳，以保证按摩的效果，还可以在按摩部位涂抹无刺激性的油脂，以减少阻力。为减少按摩引起的炎症扩散和脓毒血症的发生，按摩必须在全身应用抗生素的前提下进行。按摩治疗期间，还可用温硼酸液轻洗乳头并涂青霉素或磺胺油膏，然后用纱布遮盖以保护乳头。

推荐按摩穴位

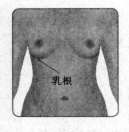

按揉乳根穴

位置：当乳头直下，乳房根部，左右乳房各一穴。

按摩方法：拇指指腹紧按于乳根穴处，边揉边按，使局部有明显酸胀感，胸胁乳房部有舒适感，操作持续2～3分钟。

祛病功效：主治乳汁分泌过少、乳腺炎等乳部疾患。

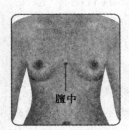

掌揉膻中穴

位置：胸部，两乳头连线与胸骨中线的交点。

按摩方法：以大鱼际或掌根或拇指贴于穴位，逆时针方向揉30～40次，再顺时针方向揉30～40次，以胀麻感向胸部放散为佳。

祛病功效：治疗胸部疼痛、乳腺增生、乳房疼痛、缺乳症等。

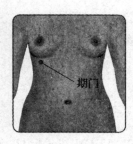

按揉期门穴

位置：在乳头直下，当第6肋间隙中。

按摩方法：中指指腹按于期门穴，顺时针方向按揉2分钟，用力宜适中，以局部酸胀、温热为度。

祛病功效：治疗乳腺炎、月经不调、子宫内膜炎、腹痛、腹泻、恶心、肝区疼痛、胆绞痛等。

经前紧张综合征

月经前期有部分女性出现生理上、精神上以及行为上的改变，称为经前紧张综合征。女性在此时表现为情绪消极、乏力、烦躁、嗜睡、不愿做家务，甚至哭泣、大怒，个别有自杀行为。有的合并有失眠、头痛、乳房胀痛、腹胀、恶心、呕吐、全身水肿等症状。这种紧张状态一般在月经前4～5天开始,来月经后消失。虽然经前期紧张综合征的发生原因尚不清楚,但是通过细心呵护和按摩可以很好地缓解和消除这些症状。

饮食宜忌

宜:宜少量多餐,避免甜食。
宜:多喝水。
宜:多吃富含膳食纤维的绿色蔬菜和水果。
宜:吃清淡、低盐的食物。
宜:吃具有补血作用的食物,比如红枣、猪肝、薏米、黑木耳、樱桃、南瓜等。
宜:吃疏肝活血的食物,比如山楂、萝卜、莲藕等。
宜:吃富含蛋白质的食物,比如鱼、虾、豆类食品等。
忌:忌吃过咸的食物,比如咸肉、咸菜等。
忌:吃辛辣的食物,比如葱、姜、大蒜、辣椒、洋葱等。
忌:喝具有兴奋作用的饮料,比如咖啡、茶等。
忌:吃乳酪类的食物,比如牛奶、奶油等。
忌:吃生冷食物。
忌:吃温热动火的食物,比如羊肉、狗肉、牛肉等。

食疗妙方

茉莉花饮

原料:茉莉花5克、白糖10克。
做法:茉莉花用适量沸水冲泡,闷5分钟,加入白糖搅匀。每日1剂,代茶饮,月经后半期每日喝。
功用解析:本品清心安神、疏肝解郁,用于经前期乳房胀痛、烦躁失眠等不适症状。

桂圆红枣莲子粥

原料：莲子 20 个，桂圆肉、红枣各 10 个，大米 100 克。

做法：桂圆肉、红枣、糯米都洗净；莲子洗净，用温水泡 4 个小时；将所有原料都放入砂锅里，加入适量清水，用大火煮沸后改小火煮至粥成即可。

功用解析：桂圆、红枣都具有补益气血的作用，莲子具有健脾、固精、养心安神的作用，糯米具有健脾、补中益气的作用。此方适用于因脾气虚弱所致的经前紧张综合征。

橘皮粥

原料：橘皮 50 克、大米 100 克、白糖少许。

做法：将大米淘洗干净；橘皮研碎成细末状；把大米倒入锅里，加入适量清水，待成粥时再加入橘皮末，然后煮 10 分钟，加白糖调味即可。

功用解析：橘皮能够理气调中、燥湿化痰，大米补益脾胃、除烦渴。此方适用于因肝郁气滞所致的经前紧张综合征。

益智仁莲子粥

原料：莲子 30 克、益智仁 20 克、大米 100 克、白糖 15 克。

做法：大米洗净；莲子洗净，泡 1 小时；益智仁洗净，放入砂锅，加少量水煎熬 2 次，每次熬 30 分钟提取浓缩液；莲子、大米下锅，加适量清水，大火煮沸后转小火煮至莲子熟烂，倒入益智仁浓缩液，加入白糖，拌匀再煮沸即可。

功用解析：莲子具有健脾、补肾、固精、养心安神的作用，益智仁具有暖肾固精、温脾开胃的作用，大米具有健脾、补气、除烦渴的作用。此方适用于因脾虚、肾虚所致的经前紧张综合征。

山药羹

原料：山药 200 克、鲜牛奶 200 毫升、枸杞子 15 克、白糖少许。

做法：将山药去皮，洗净，剁碎，捣成糊状；枸杞子洗净，放入砂锅里，加入适量清水，大火煮沸后转中火煮 30 分钟，把山药糊倒进去，煮沸后转小火煮 15 分钟；用另一个锅把鲜牛奶煮沸，再倒入枸杞山药糊里，加白糖调味即可。

功用解析：山药有清热解毒、养血的作用，枸杞子有滋补肝肾、补气强精的作用。此方适用于因肾虚所致的经前紧张综合征。

芹菜益母草鸡蛋汤

原料：芹菜 250 克，益母草 30 克，佛手片 6 克，鸡蛋 1 个，盐、味精各少许。

做法：芹菜洗净切成段，与益母草、佛手片、鸡蛋一同放入砂锅中，加适量清水大火煮沸，转小火煮 20 分钟，加盐、味精调匀。月经前每天 1 剂，连服 4~5 剂。

功用解析：本品具有疏肝行气解郁的作用，适用于肝气郁滞所致的经前紧张综合征。

对症按摩要点

由于经前紧张综合征涉及女性多个器官与系统，所以对经前紧张综合征的按摩治疗，也需要有针对性地选择相关穴位，以调理相关部位的不适。例如：临床表现为情绪激动、精神紧张的患者，宜选择按摩百会穴、风池穴等具有安神醒脑、疏风散热功效的穴位；而胸闷的患者，宜选择按揉膻中穴、分推肋下，以宽胸理气、调中和胃；头痛的患者可以按摩太阳穴或风池穴来止痛。经前紧张综合征自我按摩每晚 1 次，在经期要注意寒温适中，坚持低盐饮食，多吃蔬菜、豆类食物，还应定期做妇科检查，必要时配合药物治疗。

推荐按摩穴位

按揉关元穴

位置：当脐下 3 寸。

按摩方法：用拇指按压关元穴约 1 分钟，然后顺时针方向按揉 1 分钟，再逆时针方向按揉 1 分钟，

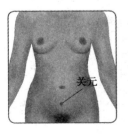

以局部有酸胀感为宜。

祛病功效：治疗经前腹痛、月经不调、闭经、腹痛、腹泻、腹胀等。

点按内关穴

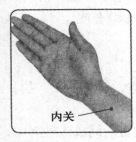

位置：手臂的内侧中间，腕横纹上约2寸处。

按摩方法：用拇指点按内关穴2分钟，以酸胀感向腕部和手放散为佳。

祛病功效：治疗月经前期焦虑、心烦、心慌、痛经、月经不调、胸胁痛、上腹痛、心绞痛、呃逆、腹泻等。

按揉肝俞穴

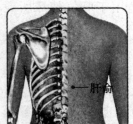

位置：肩胛骨内侧，第9胸椎棘突下旁开1.5寸处。

按摩方法：用双手拇指先顺时针方向按揉肝俞穴约2分钟，再逆时针方向按揉约2分钟，最后点按半分钟，以局部有酸胀感为宜。

祛病功效：治疗月经来潮前两胁下胀痛、经前紧张、乳房胀痛不适、腰背痛、烦躁易怒、厌食油腻等。

白带异常

在正常情况下，阴道和外阴经常有少量分泌物以保持湿润，称之为白带。白带异常就是阴道分泌物增多，同时伴有颜色、质地、气味改变等。白带是女性生殖器官的晴雨表，如有异常情况，一定要引起重视。

饮食宜忌

宜：宜吃营养丰富的食物，如瘦肉、动物内脏、牛奶、鸡蛋、豆浆等。

宜： 吃具有健脾祛湿功效的食物，如山药、扁豆、薏米、蚕豆、黑木耳、豇豆、芹菜、龟肉、猪肚、乌骨鸡等。

忌： 忌食肥甘及甜腻食品；忌食煎炒、油炸类食物；忌食各种刺激性食物，如辣椒、葱、姜、蒜等。

脾胃虚弱的患者忌食各种寒凉食物，如黄瓜、冬瓜、萝卜、丝瓜、西瓜、香蕉等。

食疗妙方

山药桂圆羹

原料：山药 100 克、桂圆肉 15 克、荔枝 4 个、冰糖适量。

做法：山药去皮切碎，桂圆肉洗净，荔枝去壳去核；将山药、桂圆肉、荔枝肉加水同煮，至山药熟烂时，加入冰糖即可。

功用解析：此方最好于晨起或晚睡前食用，对带下病的调理可以起到一定疗效。

参苓白果粥

原料：党参、茯苓各 20 克，白果仁 15 克，大米 60 克，红糖适量。

做法：先将党参、茯苓冲洗干净，放锅中加适量水煎熬 30 分钟，去渣留汁；再将白果仁、大米淘洗干净，放上述药汁中，用大火煮沸后，改用小火熬粥（若药汁不足可加沸水），熬至粥稠白果仁熟透时，加入红糖煮化即可。

功用解析：白果治疗白带过多；党参、茯苓健脾益气，去湿止带。

黄芪炖乌鸡

原料：黄芪 30 克，白术 20 克，莲子 50 克，乌骨鸡 1 只，盐、鸡精各适量。

做法：将乌骨鸡处理干净；黄芪、白术用纱布包好，塞入鸡腹内，放入炖锅中；放入莲子，加适量水，用小火炖至鸡肉烂熟，拣去药包，加盐、鸡精调味即可。

功用解析：乌骨鸡性平，味甘，有补虚、益气、健脾、固肾之功，凡体质虚弱、白带过多者，宜常食之。

韭菜根煮鸡蛋

原料：韭菜根 100 克、鸡蛋 1 个、红糖 10 克。

做法：将韭菜根洗净，与鸡蛋一起放入砂锅中，大火煮沸，转小火煮 5 分钟，去掉韭菜根，放入红糖稍煮。每日 1 剂，连服 7 天。

功用解析：适用于脾虚和肾虚引起的白带异常。

猪肉墨鱼山药汤

原料：墨鱼 100 克，猪瘦肉 200 克，怀山药 10 克，莲子 4 克，盐、味精各少许。

做法：将墨鱼、猪瘦肉洗净切块；将墨鱼、猪瘦肉、怀山药、莲子一起放入砂锅中大火煮沸，转小火煮 30 分钟，加盐、味精调味即可。

功用解析：本品有消炎补虚的功效，用于阴道炎引起的白带异常。

对症按摩要点

子宫及阴道的炎症通常是造成女性白带异常的主要原因。因此，按摩治疗白带异常所取的穴位，多与改善子宫和阴道功能有关。常取的穴位有气海、关元、中极、血海、地机、三阴交、肾俞、子宫、太冲等。对于反复发作的白带异常，按摩法有着药物治疗不可比拟的优势，不但成本低，而且无副作用，对整个生殖系统都有益处。可着重按摩任督二脉上的重要穴位，以增强免疫力，这样即使有病毒来袭，也能在未发病之前把它们赶出去。

推荐按摩穴位

按揉带脉穴

位置：在第 11 肋骨游离端直下，与肚脐水平交界处。

按摩方法：两手中指分别按于两侧带脉穴处，顺时针方向按揉 2

分钟，以有酸胀感为度。

祛病功效：治疗月经不调、白带过多、白带气味腐臭、疝气、腰背无力、胸胁疼痛等。

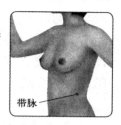

按揉关元穴

位置：当脐下3寸。

按摩方法：用示指或中指顺时针方向按揉关元穴2分钟，再点按半分钟，以局部有酸胀感为度。

祛病功效：治疗白带异常、月经来潮前腹痛、腹胀、腹泻、闭经、不孕、遗尿等。

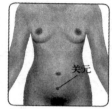

按揉子宫穴

位置：在下腹部，当脐中下4寸，中极旁开3寸。

按摩方法：取坐位或仰卧位，用双手拇指分别按于两侧子宫穴，先顺时针方向按揉2分钟，再点按半分钟，以局部感到酸胀并向整个腹部放散为好。

祛病功效：治疗痛经、月经不调、崩漏、不孕、子宫脱垂等妇科病症。

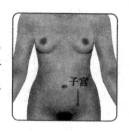

月经不调

月经不调又称"月经紊乱"，指月经的周期、颜色、量、性状等出现不正常的改变，主要有下列病症：月经周期不正常、提前或错后；月经时多时少，甚至有时淋漓不尽，经质稀稠，经色不正常。

饮食宜忌

月经紊乱，宜多吃疏肝养肝之物，如山楂、佛手、小麦、豆芽、猪肝等；月经早来，宜多吃青菜，少吃辛辣香料，少吃肉，少吃葱、洋葱、青椒等；月经早来，气虚患者，宜多吃清补之物，如大米、小麦、绿豆、豆腐、银耳、莲子、桑葚、蜂蜜、龟、鳖、蚌、鸭、鹅等；月经迟来，宜少吃冷食，多吃肉。经期第一、二天最好吃姜炒鸡肝或猪肝，多服用补血的食品。

食疗妙方

红花通经益肤粥

原料：红花 3 克、当归 10 克、丹参 15 克、糯米 100 克、红糖 30 克。

做法：糯米洗净，用清水浸泡 1 小时；将红花、当归、丹参一起放入砂锅中，用水煎 2 次，取药汁备用；糯米置于砂锅中，加药汁与适量清水，大火煮沸转小火煨粥，粥成时加入红糖拌匀即可。

功用解析：养血润燥，活血调经，去瘀生新。

乌鸡归芪汤

原料：乌鸡 1 只，黄芪 15 克，当归、茯苓各 10 克，盐、味精各适量。

做法：将乌鸡处理、洗净；黄芪、当归、茯苓放入鸡腹内；再将鸡放在砂锅内，加适量水，大火煮沸，小火煮至肉烂熟；去药渣，加盐、味精调味，吃肉喝汤。

功用解析：补益气血。黄芪性微温，味甘，补中益气，体质虚弱、气虚下陷崩漏带下者宜食之；当归补血活血；茯苓健脾利湿；乌鸡味甘性平，偏温，益五脏，补虚损，强筋骨，活血脉，为补虚之佳品。

仙灵脾炖羊肉

原料：羊肉 250 克，仙灵脾 15 克，仙茅、桂圆肉各 10 克，盐 3 克。

做法：将羊肉洗净，仙灵脾、仙茅、桂圆肉用纱布包裹，与羊肉一同放入砂锅，加适量清水；大火煮沸后，小火炖煮 3 小时，去药包，加盐调味即可。

功用解析：仙灵脾、仙茅有补肾壮阳、祛风除湿的功效；桂圆肉温补心脾。

西洋参炖乌鸡

原料：西洋参、生姜片、葱段各 10 克，乌鸡 1 只，料酒、盐、味精、胡椒粉各适量。

做法：将西洋参润透，切薄片；乌鸡处理、洗净；姜洗净拍松，葱洗净切段；将西洋参、乌鸡、姜片、葱段、料酒同放炖盅内，加适量清水，置大火上烧沸，再用小火炖至肉熟烂，加入盐、味精、胡椒粉调味即可。

功用解析：西洋参味甘、性凉，补气生津。

益母草煮鸡蛋

原料：鸡蛋 2 个、益母草 30 克。

做法：将鸡蛋洗净，与益母草一起加水炖煮，蛋熟后去壳再煮 20 分钟即可。

功用解析：本品适宜于瘀血阻滞所致的月经过少、月经后延等。

对症按摩要点

治疗月经不调，一般会从补肾、扶脾、疏肝、调理气血着手。中医认为经水出于肾，故调理月经的根本在于补肾。通过调理使得肾气充足，精血旺盛，则月经自然通调。补肾法以填补精血为主，脾的功能是化生血液，所以补脾胃可以使身体的血源充足。扶脾法以健脾升阳为主。而疏肝理气的目的则在于调畅气机、疏通气血，如果气血调和，则月经通调。相应地，按摩法治疗月经不调常取的穴位有肾俞、大肠俞、脾俞、三焦俞、归来、足三里、三阴交等穴位。

推荐按摩穴位

按揉血海穴

位置：膝盖骨内侧上缘往上约 2 寸宽处。

按摩方法：取坐位，双手拇指分别放在两侧

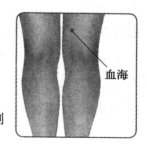

血海穴上，用力按揉2分钟，以局部有酸胀感为度。

祛病功效：治疗月经不调、痛经、闭经、低血压、气血不足、贫血、头晕眼花、皮肤粗糙等。

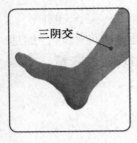

按揉三阴交穴

位置：小腿内侧，胫骨后缘内踝尖直上3寸，胫骨后缘处。

按摩方法：取坐位，小腿放于对侧大腿上，用拇指按于三阴交穴，顺时针方向按揉约2分钟，以局部有酸胀感为佳。

祛病功效：按揉此穴可治疗月经不调、痛经、失眠、心悸、心慌等。

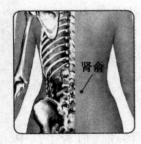

按揉肾俞穴

位置：在腰部，第2腰椎突起下旁开1.5寸宽处，左右各一穴。

按摩方法：将双手中指分别按于两侧肾俞穴上，用力按揉30～50次；握空拳揉擦穴位30～50次，擦至局部有热感为佳。

祛病功效：治疗月经不调、全身疲劳、腰酸腿痛等。

痛经

有的女性在行经前后或行经期，下腹部出现极剧烈的疼痛，称为"痛经"，又叫"生理痛"。原发性痛经多见于年轻女性，来潮起即有疼痛，多因精神紧张，或因子宫发育不良、子宫位置过度屈曲等，使经血流行不畅所致。痛经多发生在经前一两天，或在月经来潮的第一天，于经期逐渐减轻，以致消失。痛经的部位在下腹部，有时放射到腰部和会阴部。

饮食宜忌

宜：痛经患者平时饮食宜多样化，不可偏食，应常食理气活血的蔬菜水果，如荠菜、洋兰根、香菜、胡萝卜、橘子、佛手、生姜等。身体虚弱、气血不足者，宜常吃补气、补血、补肝肾的食物，如鸡、鸭、鱼、鸡蛋、牛奶、动物肝肾、豆类等。月经来潮时可适当吃些酸味食品，如酸菜、醋等，有缓解疼痛的作用。

情志抑郁引起痛经者可适当喝点儿葡萄酒，能够起到舒畅情志、疏肝解闷的作用，使气机调和。另外，葡萄酒味辛甘、性温，辛能散能行，对寒湿凝滞引起的痛经症有效，可以散寒祛湿、活血通经；甘温能补能缓，对气血虚弱而致的痛经可起到温阳补血、缓急止痛的效果。

忌：忌饮食过饱。
忌：食刺激性食物，如辣椒、生葱、生蒜、胡椒等。
忌：食咖啡、茶、可乐、巧克力等，以免造成神经紧张。

食疗妙方

三花调经茶

原料：玫瑰花、月季花各9克，红花3克。

做法：玫瑰花、月季花、红花碾成粗末备用；将碾好的粗末放入茶杯中，用沸水冲泡，焖10分钟即可。

功用解析：红花活血通经，用于闭经、痛经、恶露不尽；玫瑰花行气解郁，用于经前乳房胀痛、月经不调；月季花养血调经，用于痛经。三者合用能活血调经。

川芎调经茶

原料：川芎3克、茶叶6克。

做法：将川芎、茶叶放入砂锅中，加400毫升清水，大火煮沸后，转小火煎至剩一半汤汁即可。

功用解析：活血祛瘀、行气止痛。川芎活血行气、祛风止痛，用于月经不调、闭经、痛经、胸胁刺痛、头痛、风湿痹痛。

姜椒枣糖汤

原料：生姜 25 克、花椒 9 克、红糖 30 克、红枣 10 颗。

做法：将生姜、花椒、红糖、红枣一同放入砂锅中，加水煎服。

功用解析：适用于寒湿凝滞型痛经，症见经前或经期小腹冷痛，得热则症状减轻，经行量少，色紫黑夹有血块，四肢不温，面色发白。

当归羊肉汤

原料：羊肉 100 克，当归、生姜各 10 克。

做法：羊肉洗净切碎，与当归、生姜同炖，熟烂后去当归、姜即可。

功用解析：此品补血虚，温脾胃。羊肉有益气补虚的作用，当归有补血活血之功，与生姜相配，可以补虚温中、活血祛瘀。

山楂去痛粥

原料：山楂 30 克，鸡血藤、益母草各 12 克，当归 9 克，川芎 5 克，大米 100 克，红糖适量。

做法：大米淘洗干净，用清水浸泡 30 分钟；将山楂、鸡血藤、益母草、当归、川芎放入砂锅中，加适量水，煎取浓汁，去渣；药汁中加入大米煮成粥后加红糖搅拌均匀即可。

功用解析：本品活血化瘀，调经止痛。益母草活血调经、利尿消肿；鸡血藤补血、活血、通络，用于月经不调、血虚萎黄、麻木瘫痪、风湿痹痛。

益母羹

原料：益母草 20 克、砂仁 10 克、米醋 15 克、红糖 30 克。

做法：将益母草、砂仁水煎，去渣取汁；加米醋、红糖稍煮即可。

功用解析：益母草祛瘀、调经，不论胎前、产后都能起到生血化瘀的作用；砂仁醒脾开胃，防止益母草寒性伤胃。几味同食，可治疗痛经。

红糖姜汁荷包汤

原料：鸡蛋 1 个、老姜 50 克、红糖适量。

做法：老姜洗净，刮去表皮，切丝，其余的捣成泥状，挤汁；砂锅置火上，倒入适量清水煮开，打入鸡蛋煮成荷包蛋后，加红糖、姜汁，撒上姜丝即可。

功用解析：老姜能祛寒保暖、温胃暖子宫，能改善脾胃不和、子宫虚冷、痛经等症状；红糖能提供钙、磷、钾、铁等营养素，可以活血补血，与鸡蛋同煮汤，能调节女性生理循环，暖和手足，并能稳定情绪。

对症按摩要点

痛经的根源在于子宫，因此，按摩法治疗痛经的方向主要有两个：一是止痛，这属于治标；二是改善子宫功能，这才是治本。由于痛经发生时，疼痛的部位并非一处，所以，可以根据痛处的不同，选择相应的穴位进行按摩。例如：按摩太冲穴对于痛经引起的各处疼痛均有一定的效果；按摩血海穴对于下半身的疼痛有较明显的缓解作用；应对剧烈的腹痛，可以考虑按摩子宫穴。在改善子宫功能方面，最直接的一个穴位就是子宫穴。需要注意的是，如果经期疼痛难忍，最好不要采用按摩疗法，可在平时按摩，以预防痛经。

推荐按摩穴位

掌揉气海穴

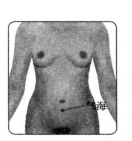

位置：肚脐下约1.5寸宽处。

按摩方法：双掌交叠，放于气海穴，顺时针方向按揉2分钟，揉至发热时疗效佳。

祛病功效：治疗女性月经不调、痛经、闭经、腹痛、腹胀、便秘、腹泻等。

按揉关元穴

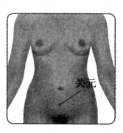

位置：当脐下3寸。

按摩方法：取仰卧位或坐位，先用示指或中指顺时针方向按揉关元穴 2 分钟，再点按半分钟，以局部有酸胀感为宜。

祛病功效：治疗月经不调、痛经、闭经、腹痛、腹泻等。

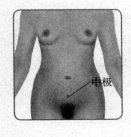

按揉中极穴

位置：把肚脐和耻骨联合连线 5 等分，耻骨联合上 1 等分处即是。

按摩方法：中指放于穴位上，顺时针方向按揉 2～3 分钟，以局部有酸胀感为度。

祛病功效：治疗月经不调、月经来潮前小腹冷痛、小便不通、带下病、闭经。

闭经

闭经又叫"经闭""不月""月事不来"，是指女子年过 18 岁月经没有来潮，或者是来潮后又连续停经时间达 3 个月以上。其主要症状为初潮年龄晚并且经量少，逐渐月事不来，并伴有头晕耳鸣、腰酸腿软、烦热盗汗等情况。出现闭经有可能是内分泌异常或者是生殖器官发育不良导致的，后者所致的闭经用按摩方法是不能治疗的，要及时去医院就诊。

饮食宜忌

宜：闭经属虚证的人或体质虚弱的人，宜多吃些具有营养滋补及补血作用的食物，比如羊肉、猪瘦肉、牛奶、鸡蛋、桂圆、红枣、核桃、栗子、莲子、枸杞子、山药等。

因为气滞血瘀而引起的闭经患者，宜多吃些具有行血化瘀作用的食物，比如红枣、红糖、生姜等。

忌：忌吃肥腻、发黏、不易消化的食物，比如肥肉、猪肝、猪脑、猪肠、糯米糕、粽子等。

忌：吃各种生冷食物，比如冷饮、冷冻食品、凉拌菜、寒性的水果等。

忌：吃对营养精血不利的食物，比如白萝卜、咸菜、冬瓜、大蒜、茶叶等。

忌：暴饮暴食。

忌：吃酸涩的食物，比如米醋、酸枣、山楂、杏、杨梅、草莓等。

食疗妙方

墨鱼香菇冬笋粥

原料：干墨鱼1只，水发香菇、冬笋各50克，猪瘦肉、大米各100克，胡椒粉1克，料酒10克，盐、味精各适量。

做法：干墨鱼去骨，用温水浸泡发，洗净，切成丝状；猪肉、香菇、冬笋分别切丝备用；大米淘洗干净，下锅，加入肉丝、墨鱼丝、香菇丝、冬笋丝、料酒一起熬至熟烂，最后调入适量盐、味精及胡椒粉即可。每日1剂，分2次服。

功用解析：适用于女性闭经、白带频多者。脾胃寒湿气滞或皮肤瘙痒者慎食。

红花当归糯米粥

原料：红花、当归各10克，丹参15克，糯米50克，红糖适量。

做法：将红花、当归、丹参加水煎取汁，去渣，与糯米、红糖共煮成粥即可。

功用解析：适用于血虚血瘀型闭经、月经不调、痛经、腹中包块者。

木耳核桃糖

原料：黑木耳、核桃仁各120克，红糖240克，料酒适量。

做法：将黑木耳泡发，与核桃仁一起碾成末，加入红糖拌和均匀，放入陶瓷罐内封紧，食用时佐料酒调服即可。

功用解析：适用于肾亏虚引起的闭经。

香菇红枣汤

原料：水发香菇 100 克，红枣、莲子各 20 克，枸杞子 5 克，盐、味精、姜丝、肉汤各适量。

做法：香菇、红枣、枸杞子洗净，香菇切丁；莲子洗净去心，加入适量清水，入蒸锅中蒸至莲子熟烂，取出备用；汤锅中倒入肉汤煮沸，将碗中蒸熟的莲子连汤一起倒入锅中，加入香菇、红枣、姜丝，中火煮约 30 分钟，放入枸杞子稍煮，加盐、味精调味即可。

功用解析：本品补益气血，可用于闭经、月经量少色淡红的辅助食疗。

参芪蒸乌鸡

原料：乌骨鸡 1 只，红参、赤茯苓、当归、益母草各 9 克，炙黄芪、黑桑葚、黑乌豆各 24 克，干白术、熟地各 15 克，炙甘草、盐、陈皮各 6 克，水发红菇 30 克，红枣 13 颗，虾仁 20 克，干荔枝 13 颗，生姜 1～2 片，盐、鸡精、香油各适量。

做法：乌骨鸡去毛和肠杂，留心、肝、肾与肉一起蒸；将炙黄芪、白术、赤茯苓、当归、桑葚、炙甘草、盐、益母草、陈皮装入净纱布药袋内，扎紧袋口；将所有原料全部放入陶瓷罐内，加适量水放屉笼内用大火蒸 2 小时至熟透入味，揭盖取出，淋上香油即可。

功用解析：乌骨鸡补虚；当归、益母草补血活血；红参、黄芪、白术、茯苓、陈皮健脾益气；熟地、黑桑葚、黑乌豆补肝肾。

苓夏蒸牛肉

原料：鲜牛肉 120 克，茯苓、苍术、干荷叶各 12 克，半夏、玫瑰花、川红花、桃仁泥、制香附、川牛膝各 9 克，干白术粉、葛根各 15 克，陈皮 6 克，薏米 30 克，益母草 24 克，生姜 3 片，红枣 9 颗，葱白 5 根，盐、陈年老酒、鸡精各适量。

做法：将牛肉用纱布擦净，用刀切成斜块；白术、苍术、半夏、荷叶、葛根、桃仁泥、陈皮、制香附、益母草、川牛膝装入净纱布药袋内，扎紧袋口；牛肉与药包及其余原料放入陶瓷罐内，加适量清水放进屉笼内用大火蒸 2 小时至熟透入味；揭盖取出，淋上陈年老酒 15

~30毫升即可。

功用解析：本品补血健脾、化瘀通经，用于气血虚弱型闭经。

艾红羊子宫

原料：鲜羊子宫、羊肉各120克，生艾叶、桃仁泥、川红花、当归尾、酒炒白芍、泽兰、川牛膝各9克，小茴香、桂枝各6克，益母草15克，生姜2~3片，红枣7颗，红糖30克，白酒适量。

做法：先将羊子宫、羊肉洗净沥干，切成斜块；将艾叶、小茴香、桂枝、桃仁泥、红花、当归尾、酒炒白芍、泽兰、牛膝、益母草装入净纱布药袋内，扎紧袋口；然后将上述材料放入陶瓷罐内，加入生姜、红枣、红糖、适量清水，放进屉笼内用大火蒸2小时至熟透入味；揭盖取出，淋上白酒即可。

功用解析：适用于血虚型闭经。

薏米扁豆粥

原料：薏米30克、扁豆25克、山楂15克、红糖少许。

做法：将扁豆炒熟，薏米放清水中浸泡2小时；将炒好的扁豆、薏米、山楂一起放入砂锅中加适量水，大火煮沸后转小火煮至薏米熟，加入红糖调味。每日1次，连服7日。

功用解析：本品健脾化湿、化瘀通经，用于脾虚导致的闭经。

对症按摩要点

影响女性行经的3个主要器官是脑垂体、卵巢和子宫，因此，按摩法治疗闭经通常从改善这3个器官的功能入手，选择相应的穴位。按摩常取的穴位有长强、中极、十七椎下、公孙、次髎等，如果效果不明显，还可以配合按摩肾俞、阴交、三阴交、地机、八髎、关元、气穴、百会、神门、肝俞、志室、肓俞、复溜、气门、中脘、大赫、子宫、腰俞、肝俞、脾俞、蠡沟等穴位，效果会更好。

推荐按摩穴位

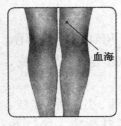

按揉血海穴

位置：膝盖骨内侧上缘往上约 2 寸宽处。

按摩方法：取坐位，将双手拇指指腹分别放于两侧血海穴上，用力按揉 2 分钟，以局部酸胀为度。

祛病功效：治疗低血压、气血不足、贫血、头晕眼花、月经不调、痛经、闭经、荨麻疹、湿疹、皮肤粗糙、皮肤瘙痒、膝关节疼痛等。

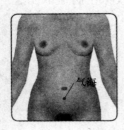

按揉气海穴

位置：肚脐下 1.5 寸处。

按摩方法：取仰卧位或坐位，右掌根放于气海穴，左手掌叠放于右手背，顺时针方向按揉 2～3 分钟，揉至发热时疗效为佳。

祛病功效：治疗闭经、月经不调、痛经、腹痛、腹胀、便秘、腹泻等。

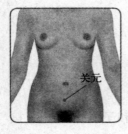

按揉关元穴

位置：当脐中下 3 寸。

按摩方法：取仰卧位或坐位，先用示指或中指顺时针方向按揉关元穴 2 分钟，再点按半分钟，以局部有酸胀感为度。

祛病功效：治疗闭经、月经不调、痛经、腹痛、腹泻、腹胀等。

慢性盆腔炎

慢性盆腔炎指女性盆腔器官发生的慢性炎症。本病常在分娩、流产等刺激后发生,有些女性在急性感染后,因为治疗不当,导致慢性盆腔炎的发生。以下腹部持续坠胀疼痛、下腰部酸痛为主要症状,常伴有月经不调、白带过多等症状。慢性盆腔炎很难通过短时间的药物治疗根除,适当地按压穴位可有效缓解症状,达到辅助治疗的目的。

气滞血瘀型,多见小腹胀痛,胸闷,带下色黄或白,有时夹有血丝,痛经,经期延长,月经紫色,有血块。

湿热型,多见腰腹疼痛,有灼热感,白带增多,身体疲乏,小便发黄。

寒湿型,多见下腹冷痛,身上怕凉,白带多,清稀如水,腰酸,食欲不振。

饮食宜忌

宜: 气滞血瘀型,宜吃具有活血功效的食物,如红糖、白萝卜、柑橘、山楂、葡萄、白菜、芹菜、韭菜、山药、番茄等。

湿热型,宜吃具有清热祛湿功效的食物,如豆芽、豆腐、蘑菇、木耳、海带、茄子、番茄等。

寒湿型,宜吃具有温补散寒功效的食物,如羊肉、狗肉、鸡肉等。

忌: 气滞血瘀型,忌食红薯、芋头、蚕豆、栗子、肥肉、奶油、鳗鱼、蟹黄、蛋黄、鱼子、巧克力等食物。

湿热型,忌食煎烤、油腻、辛辣之物。

寒湿型,忌食各种寒凉食物,如黄瓜、苦瓜、柿子、西瓜、香蕉等。

食疗妙方

荔枝核蜜饮

原料:荔枝核30克、蜂蜜20毫升。

做法:荔枝核敲碎,放入砂锅,加入适量清水,浸泡片刻,大火煮沸后转小火煎煮30分钟,去渣取汁,加入适量蜂蜜拌匀即可。

功用解析:该方对治疗慢性盆腔炎有较好的疗效。

蒲公英饮

原料:蒲公英25克、紫花地丁30克、鸭跖草20克。

做法:蒲公英、紫花地丁、鸭跖草均洗净,放入煎锅中,加水煎煮2次,合并汤汁即可。

功用解析:每日1剂,分2次服用。本方可以清热解毒,适用于慢性盆腔炎。

生地大米粥

原料:大米50克、生地30克。

做法:生地洗净,切片,用适量水煎煮2次,去渣取汁;锅中放入适量清水,再放入大米煮粥,待粥八成熟时,放入药汁,继续煮至粥成即可。

功用解析:生地清热凉血、益阴生津。该方也适用于湿热型慢性盆腔炎。

苦菜莱菔汤

原料:青萝卜片200克、苦菜100克、蒲公英25克、金银花20克、盐适量。

做法:青萝卜片煮汤,大火煮沸后加其他原料,再煮沸后转中火煮至萝卜熟透,捞出其他原料不用,加盐调味,吃萝卜喝汤。

功用解析:该方具有清热的功效,适用于湿热型慢性盆腔炎患者食用。

金银花冬瓜仁蜜汤

原料:蜂蜜50克,冬瓜子仁、金银花各20克,黄连2克。

做法:在砂锅中放入金银花,加适量清水煎煮,去渣取汁;将冬瓜子仁放入煎好的药汁中煎15分钟,加入黄连、蜂蜜搅匀即可。

功用解析:该方适用于湿热型慢性盆腔炎症。

对症按摩要点

急性下焦湿热者以下肢远端取穴为主,不宜过多在腹部做按摩。慢性气滞血瘀者可在下腹部找取压痛部位,做点按法,力量宜轻,以患者能够耐受为度。但腹部治疗时间要长,至少在 20 分钟以上。对急性期患者要用足量的抗生素治疗,这时按摩疗法只作配合治疗。急性盆腔炎应以抗生素药物治疗为主,慢性盆腔炎结合穴位按摩可提高疗效,缩短疗程,减少药物用量及不良反应。按摩治疗期间,应注意卫生,每天清洗外阴部,饮食要清淡,少吃或不吃辛辣食品。平时加强身体锻炼,提高免疫力。

推荐按摩穴位

按揉关元穴

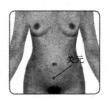

位置:当脐中下 3 寸。

按摩方法:用示指或中指顺时针方向按揉关元穴 2 分钟,再点按半分钟,以局部有酸胀感为度。祛病功效:治疗盆腔炎症、月经不调、痛经等。

按揉中极穴

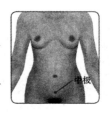

位置:把肚脐和耻骨联合连线 5 等分,耻骨联合上 1 等分处。

按摩方法:用中指指腹顺时针方向按揉中极穴 2 分钟,再点按半分钟,以局部有酸胀感为度。

祛病功效:治疗慢性盆腔炎、阴道炎、带下病、闭经、月经不调、小便不通等。

按揉子宫穴

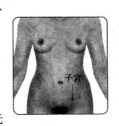

位置:在下腹部,当脐中下 4 寸,中极旁开 3 寸。

按摩方法:用双手拇指分别按于两侧子宫穴,先顺时针方向按揉2分钟,再点按半分钟,以局部感到酸胀并向整个腹部放散为好。

祛病功效:治疗盆腔炎、痛经、月经不调等妇科病症。

女性不孕

生育年龄的夫妻同居2年以上,没有采取任何避孕措施,生育功能正常,女方不能受孕者,叫作"女性不孕症"。女性可能伴有月经不调、月经先后不定期、痛经、闭经等症状。

饮食宜忌

宜: 肾阳虚不孕,宜吃温补食品,如狗肉、羊肉、鸡肉、猪腰、核桃、牛肉、鹿茸、海参、淡菜、桂圆、鹌鹑、鳗鱼等。

肾阴虚不孕,宜吃滋补肾阴食物,如甲鱼、燕窝、百合、鸭肉、海蜇、藕、金针菇等。

气血虚不孕,宜吃补益气血食物,如红枣、枸杞子、莲藕、红小豆、鲫鱼等。

脾虚加湿不孕,宜吃健脾祛湿食物,如冬瓜、香蕉、菠萝、陈皮、淮山药、扁豆、薏米等。

肝郁不孕,宜吃疏肝食物,如百合、枇杷、杨梅、番茄、扁豆等。

忌: 肾阳虚不孕,忌食寒凉、生冷的食物,如凉粉、西瓜、香蕉等。

肾阴虚不孕,忌食温补燥热的食物,如狗肉、羊肉、炒花生、炒黄豆、炒瓜子、爆米花、荔枝、桂圆肉等。

气血虚不孕,忌食山楂、佛手柑、槟榔、大蒜、生萝卜、芥菜、荸荠、大蒜等。脾虚加湿不孕,忌食肥甘、油腻、寒凉、生冷的食物。肝郁不孕,忌食温补、辛辣、煎炸的食物。

食疗妙方

温补鹌鹑汤

原料：菟丝子 15 克、艾叶 30 克、川芎 10 克、鹌鹑 2 只、盐适量。

做法：鹌鹑去内脏、洗净、切块，入冷水锅，用大火煮沸后去血水，捞出；将菟丝子、艾叶、川芎放入砂锅中，加入 3 碗清水煎至 1 碗，滤渣取药汁；将药汁和鹌鹑用碗装好，隔水炖 2 小时，加盐调味即可。

功用解析：适用于体质虚损、子宫寒冷久不受孕者的辅助治疗。

虫草炖鸡

原料：老母鸡 1 只，生姜片 5 克，冬虫夏草、葱白段各 10 克，料酒、味精、清汤、胡椒粉、盐各适量。

做法：老母鸡去内脏，洗净，剁成块备用；将冬虫夏草与鸡块一同放入砂锅内，再加入清汤、生姜片、葱白段，大火煮沸后，倒适量料酒，再次煮沸后转小火炖煮 2 小时，最后加盐、胡椒粉、味精调味即可。

功用解析：冬虫夏草性温味甘，含有虫草酸、蛋白质、脂肪等，可益气温阳、补肾填精；老母鸡具有补气血的作用。二者皆是补益佳品，一同食用，对因肾虚引起的不孕有较好的疗效。

苁蓉羊肉粥

原料：羊肉 100 克、肉苁蓉 15 克、大米 100 克、盐适量。

做法：先取肉苁蓉加 300 毫升水煮约 20 分钟，滤取药汁；大米淘洗干净，羊肉洗净、切碎，同大米一起放入锅内，加入煎好的肉苁蓉药汁煮粥；大火煮沸后转小火慢煮，煮至米烂肉熟时，加入少许盐调味即可。

功用解析：主治肾阳虚之不孕，伴月经后期量少色淡、面色晦暗、腰酸腿软、性欲淡漠、小便清长、大便不实、舌淡苔白、脉沉细或沉迟。

益母山楂饮

原料：益母草、山楂各15克，冰糖适量。

做法：将益母草、山楂放入砂锅内，加适量水，大火煮沸后再煎20分钟；去渣留汤，放入冰糖溶化后即可饮用。

功用解析：本方活血化瘀，温经通络，适用于血瘀不孕者。可常服。

归参山药炖猪腰

原料：猪腰500克，当归、党参、山药各10克，酱油、醋、姜丝、蒜末、盐各适量。

做法：猪腰剖开，去除里面白色的筋膜臊腺，洗净；当归、党参、山药用纱布包好成药包；在锅中加入适量水，放入猪腰、药包，大火煮沸后转小火炖煮；酱油、醋、姜丝、蒜末、盐兑成调味汁备用；待猪腰熟透捞出，冷却片刻，切薄片，淋上调好的味料，拌匀即可。

功用解析：当归、党参都是补益气血的佳品，猪腰补肾的作用大。该方适合气血虚的不孕症患者食用。

米酒山药炖猪胰

原料：猪胰2个、山药50克、糯米酒200毫升、红糖10克。

做法：将猪胰洗净，山药洗净切片；将猪胰、山药片、糯米酒、红糖置瓷碗中，隔大火蒸熟即可。

功用解析：适合于女性不孕症患者。

对症按摩要点

按摩对因为内分泌异常而导致的不孕调理效果最为显著。按摩治疗女性不孕，根本在于调节卵巢与子宫的功能，增强子宫的血液供给能力，进而达到致孕的效果。按摩时最常取的穴位有肾俞、命门、关元、血海、合谷、三阴交、中极、归来、子宫、内庭、气海等。按摩通常周期较长，需要坚持不断才能看出明显效果。

推荐按摩穴位

按揉归来穴、子宫穴

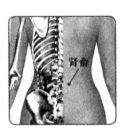

位置：在下腹部，把肚脐和耻骨联合连线5等分，耻骨联合上1等分处旁开1.5寸宽处为归来穴，3寸宽处为子宫穴。

按摩方法：用两手示指、中指先顺时针方向按揉归来和子宫穴2分钟，再逆时针方向按揉2分钟，最后点按半分钟。

祛病功效：主治妇女不孕、月经不调等。

按揉肾俞穴

位置：腰部，第2腰椎棘突下旁开1.5寸处，左右各一穴。

按摩方法：用两手拇指按压肾俞穴1分钟，再顺时针方向按揉1分钟，然后逆时针方向按揉1分钟，以局部感到酸胀为佳。

祛病功效：治疗不孕不育症、月经不调、腰酸腿疼、下肢肿胀、阳痿、遗精、早泄等。

按揉命门穴

位置：腰部，第2腰椎棘突下凹陷中。

按摩方法：用大拇指顺时针方向按揉命门穴2分钟，然后逆时针方向按揉2分钟，以局部有酸胀感为佳。

祛病功效：治疗不孕不育症、月经不调、腰酸腿软、下肢肿胀、全身疲劳、阳痿、滑精、早泄、小腹冷痛等。

更年期综合征

随着年龄的增长，女性的卵巢功能会逐渐老化，激素水平也会发生异常。在女性闭经前后，雌性激素分泌降低，再加上自主神经变化或心理性的原因，会出现一系列的身体及心理不适，如绝经、月经紊乱、情绪压抑不稳定、潮热汗出、头痛、头重、肩酸痛、腰痛、心悸、呼吸困难、疲劳、冷虚、头部充血、失眠等，常被称为更年期综合征。

饮食宜忌

宜：宜多吃含铁和蛋白质丰富的食物，如猪肝、鸡蛋、瘦肉、豆类及含维生素C丰富的白菜、油菜、芹菜、胡萝卜、番茄等，并可选用具有健脾、益气、补血功能的食物，如红枣、桂圆、黑豆、黑芝麻、枸杞子、红小豆等。

多吃含B族维生素丰富的食物，比如玉米、小米、麦片、豆类、瘦肉、绿叶蔬菜和水果等。

多食用优质蛋白质、低脂肪、低胆固醇的食物。

多食富含硼元素的食物，如苹果、花生、核桃、瓜子、葡萄干以及绿色蔬菜等。

忌：忌烟、酒、刺激性食物。烟酒会影响人体神经、循环、消化和呼吸系统，可加重更年期综合征的不适症状。而含有咖啡因的茶和咖啡会兴奋大脑皮质，虽能振奋精神，但影响睡眠，因而喝茶或咖啡时宜淡不宜浓。而刺激性的食物，也会加重更年期的烦躁症状。

食疗妙方

龙牡粥

原料：石决明、龙骨、牡蛎各 30 克，糯米 100 克，红糖适量。

做法：石决明、龙骨、牡蛎加 300 毫升水，煎 1 小时去渣取汁；再加入糯米、600 毫升水煮成粥，加红糖食用即可。

功用解析：本方有平肝潜阳、镇静安神之功效。龙骨、牡蛎均有潜阳、镇静安神之效；石决明有平肝潜阳、镇静作用。

合欢花粥

原料：干合欢花 30 克(鲜品 50 克)、大米 50 克。

做法：干合欢花布包，加 300 毫升水烧沸；煎 20 分钟后，取汁与大米一同加水如常法煮粥，至粥稠时即可。

功用解析：合欢花性味甘平，入粥香甜，有安神清暑之功效。合欢花药性易挥发，不宜久煎。

更年康粥

原料：黄芪、夜交藤各 30 克，当归、桑叶各 12 克，三七 6 克，胡麻仁 10 克，小麦 100 克，红枣 10 颗，白糖适量。

做法：小麦洗净，用清水浸泡 1 小时；黄芪、夜交藤、当归、桑叶、三七、胡麻仁一同放入砂锅中，加水煎取汁液；将小麦及红枣放入药汁中煮成粥，加白糖调味即可。

功用解析：本品益气养血、宁心安神，适用于更年期烦躁、失眠者。

萱草忘忧汤

原料：合欢花 10 克，黄花菜、蜂蜜各 20 克。

做法：将黄花菜用清水泡发，洗净备用；将黄花菜、合欢花一同放入砂锅内，加适量水，大火煎沸后转小火煎煮 20 分钟，取汁，加入蜂蜜即可。

功用解析：本品除烦解郁、安神益智。黄花菜有清心、宁神、益智功效；合欢花具有疏郁理气、缓和紧张、减轻疲劳等作用。

对症按摩要点

更年期综合征因体内气血亏虚、运行受阻所引起，因此，应以调整身体状况而促进血液循环为治疗重点。主要根据中医辨证分型进行按摩治疗。中医认为脾生血、肝藏血，按摩脾经的血海穴、背部的肝俞穴及脾俞穴对改善更年期综合征有很好的效果。三阴交穴等足部各穴位，对虚冷或妇科疾病有疗效。胞肓等腰部各穴位对骨盆内脏器的功能调节有效。腹胀时，指压大巨穴等腹部穴位；头痛时，指压头部百会穴；头部充血时，指压颈后天柱穴、风池穴。

推荐按摩穴位

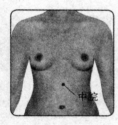

按揉中脘穴

位置：位于胸骨上端和肚脐连线中点。

按摩方法：患者保持仰卧姿势，按摩者以拇指或中指指腹反复揉按患者中脘穴3～5分钟。还可以配合点按关元穴1分钟以增加疗效。

祛病功效：治疗女性肾阳虚，缓解月经过多、腰膝酸软、大便稀溏、夜尿频多等更年期综合征。

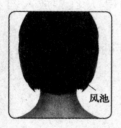

点按风池穴

位置：颈后两侧枕骨下方，发际的两边大筋外侧凹陷处。

按摩方法：患者取坐立姿势，按摩者以双手拇指反复点按患者风池穴3～5分钟。可配合点揉太阳穴1分钟以增强效果。

祛病功效：镇痛醒脑，治疗更年期头痛。

点按肝俞穴

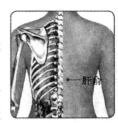

位置：肩胛骨内侧，第 9 胸椎棘突下，旁开 1.5 寸处。

按摩方法：患者持俯卧姿势，按摩者以双手拇指分别按压在患者双侧肝俞穴上，由轻至重做旋转运动，3～5 分钟。可配合点按脾俞、肾俞两穴各 1 分钟以加强效果。

祛病功效：清肝火，养正气，治疗体乏、烦躁、易怒等更年期综合征。

第五篇 男性常见病日常治疗与保健

遗精

遗精指不因性交而精液自行泄出，有梦而遗为"梦遗"，无梦而遗为"滑精"。遗精并不只出现在青春期，婚后也会发生，每月一两次遗精属正常现象，但如果过多则应引起重视。

心肾不交，阴虚火旺型：多梦遗，烦热口干，小便短赤，舌红少苔。
肾气不固，封藏失职型：头昏目眩，腰酸耳鸣，面色发白，舌质淡红。
肝胆火盛，湿热内蕴型：目赤口干，小便热赤，急躁易怒，舌苔黄腻。

饮食宜忌

宜：心肾不交，阴虚火旺型，宜吃具有滋阴清火作用的食品，如梨、白果、青萝卜、菠菜、芹菜、百合、银耳、枸杞子、绿豆、荸荠等。

肾气不固，封藏失职型，宜吃补肾温阳、收涩止遗的食品，如山药、芡实、枸杞子、黑豆、红枣、栗子、韭菜、猪肚、羊肾、鸡肉、牛肉等。

肝胆火盛，湿热内蕴型，宜吃清淡利湿清热的食品，如红小豆、薏米、绿豆、冬瓜、黄瓜、荸荠、黑木耳、胡萝卜、番茄、山药、草鱼、鸭肉等。

忌：心肾不交，阴虚火旺型，忌吃辛辣香燥、温热助火的食物，如辣椒、胡椒、肉桂、花椒、茴香、洋葱、羊肉、狗肉以及烟酒等。

肾气不固，封藏失职型，忌吃生冷滑利、性属寒凉之物，如各种冷饮、螃蟹、鸭肉、冬瓜、茄子、绿豆芽、豆腐、生萝卜、苦瓜、荸荠、西瓜等。

肝胆火盛，湿热内蕴型，忌吃辛辣油腻、熏烤炒炸的食物；忌吃性热助火食物，如鹅肉、猪头肉、红枣、桂圆、榨菜、各种海鲜等。

食疗妙方

韭子粥

原料：大米 50 克、韭菜子 15 克、盐适量。

做法：炒锅用小火烧热后，放入韭菜子炒熟；大米淘洗干净，放入锅中，再加入适量水，大火煮沸后放入炒好的韭菜子，再煮沸后转小火煮粥；待粥煮至黏稠时即可，食时可酌情加适量盐调味。

龙骨粥

原料：糯米 100 克、煅龙骨 30 克、红糖适量。

做法：将龙骨捣碎，放入砂锅内，加适量水，大火煮沸后转小火煎煮 1 小时，去渣取汁；将药汁与糯米一同放入锅中，酌情加水煮粥，大火煮沸后转小火熬煮；煮至粥黏稠时即可，食时可加适量红糖调味。

功用解析：龙骨是收敛精气的佳品。该方具有收敛固涩、镇惊潜阳的功效，早晚空腹热服，一个疗程 5 天。湿热症者不宜食用。

鸡蛋三味汤

原料：芡实、去芯莲子、怀山药各 9 克，鸡蛋 1 个，白糖适量。

做法：将芡实、莲子、怀山药一同放入锅中，然后加入适量水，用火熬煎；待成药汤以后，放入鸡蛋，继续煮。鸡蛋煮熟以后，依据个人口味加入白糖，即可食用。

功用解析：该方具有补肾、固精安神的功效。

酒炒螺蛳

原料：螺蛳 500 克，植物油、料酒、盐、醋、姜末各适量。

做法：螺蛳在清水中静置 1 小时以上，令其吐净泥沙，洗净；用醋、姜末与盐调成味汁备用；油锅烧热，放入螺蛳大火快炒片刻，加适量料酒翻炒几下，再加少许沸水，大火煮沸后转小火慢煮；待汤将煮尽时即可盛出，蘸着调好的味汁食用。

功用解析：螺蛳肉具有清热、利水的功效。本品尤其适用于滑精患者。

莲子百合煲猪肉

原料：猪肉 200～250 克，莲子、百合各 30 克，葱、姜、蒜、盐各适量。

做法：将 3 种材料与各种调料一同放入锅中，然后加入适量的水用火煲熟，即可食用。

功用解析：莲子、百合都是补中益气的佳品。该方具有交通心肾、固摄精气的功效。

桃仁炒腰花

原料：核桃仁 20 克，猪腰 1 只，黄酒、姜、葱、盐各适量。

做法：将核桃仁用清水洗净，并剖碎；将猪腰用清水洗净，并剖开，然后放在开水中，浸泡 2 小时，去浮沫；在锅中放油，油热以后，将处理好的核桃仁和猪腰放进锅中同炒；快熟时，加入黄酒、姜、葱、盐搅拌均匀，熟后装盘即可食用。

对症按摩要点

按摩以强肾壮阳为主要目标，从而达到固精止遗的目的。治疗遗精常取的穴位有百会、大椎、心俞、肾俞、志室、膻中、神阙、气海、关元、中极、大赫、内关、神门、足三里、三阴交、太溪、涌泉等穴。因此，在进行按摩治疗之前，最好先去医院做一次系统的检查，特别是直肠和前列腺这两个器官，先确定病因，然后再针对病因选择按摩方案。另外，患者自身的心理状态、身体状况、生活习惯等对于按摩的效果有着不可忽视的影响，过多的性幻想、缺乏锻炼以及不良的生活、饮食习惯等会令按摩的效果大打折扣。

推荐按摩穴位

点按关元穴

位置：当脐中下3寸。

按摩方法：用拇指点按关元穴1分钟，以局部有酸胀感为宜。

祛病功效：治疗遗精、阳痿、低血压、四肢不温、神经衰弱、失眠症、遗尿、尿频等。

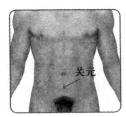

按揉三阴交穴

位置：小腿内侧，胫骨后缘内踝尖直上3寸。

按摩方法：用拇指顺时针按揉三阴交2分钟，然后逆时针按揉2分钟，以局部有酸胀感为佳。

祛病功效：治疗遗精、阳痿、失眠、心悸、心慌、高血压等。

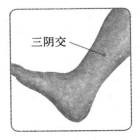

按揉肾俞穴

位置：腰部，第2腰椎棘突下旁开1.5寸处，左右各一穴。

按摩方法：用两手拇指按压肾俞穴1分钟，再顺时针方向按揉1分钟，然后逆时针方向按揉1分钟，以局部感到酸胀为佳。

祛病功效：治疗遗精、早泄、阳痿、腰酸腿疼、下肢肿胀等，可缓解全身疲劳。

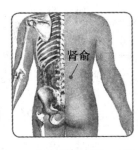

慢性前列腺炎

慢性前列腺炎是男性泌尿生殖系统常见病，也是一种发病率非常高且让人十分困扰的疾病，接近50%的男性在其一生中会有前列腺炎症状。慢性前列腺炎多发于青壮年，以尿频、尿急、尿痛或小便淋漓不尽，尿道口有时可见白色分泌物等为主要症状。

饮食宜忌

宜：宜选择补气益肾、营养丰富、清凉、清补的食物；宜经常食用甘蔗、葡萄、杨梅、猕猴桃、蜂王浆等食物。

忌：避免刺激性食物以及温性、热性和油腻食物；忌食咖啡、可可、烈性酒等饮料。

避免长途骑自行车，不坐潮湿之地，防止过度疲劳，预防感冒，最好热水坐浴；性生活要有规律，性交不可过频，应避免性交中断和忍精不射等不正常性行为，忌手淫。

食疗妙方

莲须芡实粥

原料：莲须8克、芡实16克、大米50克。

做法：把莲须、芡实加水煎煮，去渣取汁，将大米淘净，与药汁一起煮粥。每天1剂，连服20天。

功用解析：本品可利尿通淋、益气泄浊，对慢性前列腺炎有疗效。

山药菟丝粥

原料：怀山药30克、菟丝子10克、糯米100克、白糖适量。

做法：糯米洗净，泡2小时；怀山药去皮，洗净切片；菟丝子煎药汁；怀山药、糯米煮成粥，加药汁同煮片刻后，加白糖调味即可。

功用解析：适用于小便赤涩、淋漓不尽、神疲腰痛者的辅助食疗。

马齿苋白糖茶

原料：马齿苋50克、白糖30克、茶叶10克。

做法：将新鲜的马齿苋清洗干净，沥水，切段；将切好的马齿苋与白糖、茶叶同放入砂锅中,加适量水,先用大火煮沸后用小火煎煮片刻;滤除残渣,将水倒入茶壶直接饮用即可。

功用解析:马齿苋味酸,性寒,入大肠、肝、脾经,质黏滑利,具有清热祛湿、散血消肿、利尿通淋的功效。

二紫通尿茶

原料:紫花地丁、紫参、车前草各15克,海金沙30克。

做法:所有原料研成粗末,置保温瓶中,500毫升沸水冲入保温瓶中,焖泡15分钟。

功用解析:此茶可用于治疗前列腺炎、排尿困难及尿频尿痛症。

肉炒豆腐干

原料:猪瘦肉丝50克,豆腐干200克,植物油、盐、酱油、水淀粉、葱末、姜末各适量。

做法:肉丝用盐、酱油、水淀粉抓匀;豆腐干切细条;油锅烧热爆香葱末、姜末,下肉丝滑散,再下豆腐干翻炒,出锅前撒盐调味即可。

功用解析:常食有助于预防前列腺癌。

葱白橘葵糖

原料:葱白泥20克,橘红粉50克,炒冬葵子、白糖各500克。

做法:白糖加水以小火煎熬至黏稠,加入冬葵子、橘红粉、葱白泥调匀,熬至挑起糖成丝状时,趁热倒入瓷盘,待冷压平切块即可。随意服食。

功用解析:适用于肝气郁滞、小便不通,见胁腹胀满、烦躁等症状。

利尿蛤蜊肉

原料:蛤蜊肉250克,牛膝30克,车前子、王不留行各20克,盐适量。

做法:诸药材用纱布包好,与蛤蜊肉入砂锅,加适量清水大火煎沸转小火煎30分钟,除药袋,加盐调味即可。

功用解析:适用于前列腺肥大、小便淋漓涩痛、五心烦热等症。

苏蜜煎

原料：鲜藕 300 克、蜂蜜 40 毫升、生地黄 10 克。

做法：藕榨藕汁，生地黄加水煎药汁，两汁混合用小火稍煎。餐后加蜂蜜饮服。

功用解析：适用于前列腺炎、小便短涩不利。

对症按摩要点

按摩对慢性前列腺炎是一种很好的治疗方法。根据局部按摩的作用，分别于腹部、阴部、腰骶部进行按、揉、擦。本病根于肾，故配合点揉关元、中极、肾俞等穴位，以局部有酸、胀、轻微疼痛为度，以达到疏通经脉、温肾壮阳、清热利湿、排除瘀滞的作用，从而激发和增强前列腺的功能。结合足部按摩进行保健预防，能起到加强泌尿系统的排尿功能及防止炎症扩散的作用。按摩治疗期间忌食辛辣刺激性食物，忌烟酒。

推荐按摩穴位

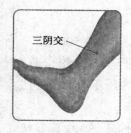

按揉三阴交穴

位置：小腿内侧，胫骨后缘内踝尖直上 3 寸。

按摩方法：用拇指顺时针按揉三阴交 2 分钟，然后逆时针按揉 2 分钟，以局部有酸胀感为佳。

祛病功效：治疗前列腺炎、小便不利、阳痿、遗精、失眠、心悸、心慌、高血压、月经不调、痛经等。

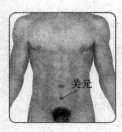

按揉关元穴

按摩方法：先顺时针按揉关元穴 2 分钟，然后逆时针按揉 2 分钟，以局部有酸胀感为宜。

祛病功效：治疗前列腺炎、小便点滴不尽或小便不通、腹痛、腹泻、腹胀、月经不调、痛经、闭经等。

搓涌泉穴

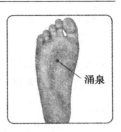

位置：足趾跖屈脚掌前中1／3凹陷处。

按摩方法：用拇指从足跟向足尖搓涌泉穴约1分钟，然后按揉约1分钟。左右交替进行。

祛病功效：治疗慢性前列腺炎、闭经、痛经、不孕、发热、鼻塞、过敏、腹泻等。

阳痿、早泄

早泄是男性性功能障碍的表现之一，长期早泄易导致阳痿。阳痿主要表现为在性生活时阴茎不能勃起。早泄主要表现为阴茎在接触女性生殖器而未插入阴道前就发生射精或射精过早、过快。有器质性与功能性之分。当男性发生阳痿、早泄的情况后，会产生自卑感，这时伴侣的理解和宽慰就显得非常重要。推拿按摩适用于功能性早泄和阳痿。

饮食宜忌

宜：阳痿患者宜多吃益肾壮阳的食物，如狗肉、羊肉、驴肉等；宜多吃豆腐、黄瓜、海参等食物，有利于防止男子性功能的早衰；晚饭后宜饮些安神的饮料。早泄患者宜食用韭菜、核桃、蜂蜜等食物；多食用新鲜的蔬菜、水果，以保证维生素的供给。

忌：阳痿患者忌饮酒及食用油腻食物。早泄忌酗酒；肾虚不固早泄者，忌食生冷滑利、寒凉的食物。

食疗妙方

羊肾汤

原料：鲜羊腰1对、猪骨头汤1碗、猪脊髓1副、胡椒末少许、姜末5克、葱白2根、香菜末3克、盐适量。

做法：把羊腰剖开，去筋膜，冲洗干净，切成薄片；猪脊髓洗净，切成小段；把猪骨头汤与胡椒末、盐、姜末、葱白一起放入锅内，用小火烧沸，把猪脊髓放入汤中，煮约15分钟，再投入羊腰片，改用大火烧沸3分钟，倒入碗内，撒上香菜末即可。

功用解析：适用于肾精不足引起的阳痿者。

三子泥鳅汤

原料：活泥鳅200克，韭菜子、枸杞子、菟丝子各20克，盐、鸡精各少许。

做法：将泥鳅处理干净；韭菜子、枸杞子、菟丝子均洗净，韭菜子与菟丝子装入纱布袋，口扎紧；将泥鳅、枸杞子、纱布袋一同入锅，加入水600毫升，用大火煮沸后再改小火煨至水剩余300毫升时取出布袋，加入盐、鸡精调味即可。

功用解析：适用于阳痿、早泄、贫血者。

枸杞炖羊肉

原料：羊腿肉150克，枸杞子20克，清汤、葱、姜、料酒、盐、鸡精各适量。

做法：将羊肉整块入沸水锅内煮透，放入凉水中洗净血沫，切成方块；葱洗净切成段，姜洗净切成片；铁锅烧热，下羊肉、姜片翻炒，烹入料酒炝锅，炒透后，将羊肉同姜片一起倒入砂锅内，放入枸杞子、清汤、盐、葱段烧沸，撇净浮沫，加盖，用小火将羊肉炖烂，挑出葱、姜，放入鸡精调味即可。

功用解析：可辅助治疗早泄、肾虚、阳痿、月经不调、性欲减退等。

米酒炒大虾

原料：对虾300克，米酒、植物油、盐、姜、葱、白糖、鸡精、香油各适量。

做法：将对虾剪去须、爪和尾，从头、背开口，取出沙包和沙线，洗净，放入米酒中浸泡15分钟取出；葱、姜洗净，用刀拍散，切成末；

锅置火上，倒入植物油烧热，先下葱末、姜末炒香，下入用米酒腌渍好的虾段，大火炒熟，放入盐、白糖翻炒均匀，调入鸡精，淋入香油，起锅即可。

功用解析：适用于肾阳不足引起的阳痿、早泄。

虫草红枣炖甲鱼

原料：活甲鱼 1 只，虫草 10 克，红枣 20 克，葱段、姜片、蒜瓣、鸡清汤、料酒、盐各适量。

做法：将甲鱼处理干净切块，然后放到锅里煮沸，捞出后将四肢割开，再把腿油剥掉，然后洗净；将虫草洗干净；红枣用水泡好；将洗净的甲鱼放入汤碗里，然后再把虫草、红枣放到上面，加入葱段、姜片、蒜瓣、料酒、盐及清鸡汤，上笼隔水蒸 2 小时后取出，把葱、姜挑出去即可。

功用解析：甲鱼具有滋阴降火的作用，虫草具有补虚益精的作用，红枣具有补气养血、养心安神的作用，此方适用于肾虚所引起的腰膝酸软、遗精、阳痿等。

鹌鹑烩玉米

原料：鹌鹑 3 只，熟猪肉、松子仁各 50 克，玉米粒 150 克，鸡蛋 1 个(取蛋清)，料酒、盐、味精、香油、胡椒粉、鸡汤、淀粉、植物油、香菜叶、水淀粉各适量。

做法：将鹌鹑去毛去杂，洗净，切成小块；熟猪肉切成丁，盛入碗中，加入鸡蛋清、味精、盐及淀粉拌匀；松子仁用水煮熟，捞出沥干，入五成热的油锅中炸至金黄色捞出；将玉米粒煮至熟透，捞出；用鸡汤、盐、香油、胡椒粉和水淀粉调成芡汁备用；锅烧热放入植物油，待油烧至四成热时，下切好的鹌鹑块、猪肉丁，过油后捞出沥干油；锅内留底油烧热，倒入玉米粒，下入鹌鹑块、猪肉丁翻炒匀，加料酒、盐、调好的芡汁，烧沸后加入香油、味精调味，起锅装碗，撒上松子仁、香菜叶即可。

功用解析：鹌鹑肉适合营养不良、肾虚乏力、贫血头晕、肾炎浮肿、高血压、肥胖症、动脉硬化症等患者食用。对阳痿、早泄有较好的食疗作用。

北芪炖乳鸽

原料：北芪、枸杞子各3克，乳鸽1只，盐适量。

做法：乳鸽去杂毛、内脏，洗净备用；将乳鸽、北芪、枸杞子同放炖盅内，加适量水，隔水炖熟，加盐调味即可。

山药炖乳鸽

原料：乳鸽1只，山药50克，料酒、葱段、姜片、盐、味精各适量。

做法：山药去皮，洗净，切片；乳鸽去毛和内脏，洗净切块；山药、乳鸽、葱段、姜片下锅，加适量水，大火煮沸倒入料酒，转小火炖至乳鸽熟烂即可，食时加盐、味精调味，喝汤吃料。

功用解析：该方滋阴补虚，尤其适合阳痿、早泄患者。

杞子炒肉丝

原料：猪肉50克，枸杞子20克，植物油、料酒、葱丝、姜丝、盐各适量。

做法：枸杞子洗净，沥去水分；猪肉洗净，切丝；油锅烧热，放入葱丝、姜丝、肉丝翻炒至肉丝断生，倒入料酒、盐、枸杞子翻炒片刻即可。

功用解析：枸杞子具有补精气、滋肝肾的功效。该方适用于由肾阴亏虚引起的阳痿早泄患者。

对症按摩要点

肾虚是造成男性阳痿、早泄的重要原因，除此之外，身体虚弱和精神过度紧张也是重要诱因。中医认为，本病以肝经湿热、阴虚阳亢、肾气不固、心脾虚损为多见，因此，按摩取穴多以清肝、固肾、补脾为主。生殖系统的炎症也容易导致阳痿或早泄，因此对于生殖器本身的按摩也有一定的固肾通络的效果。进行按摩治疗时，通常每天按摩一次即可，每次控制在5分钟以内，切勿过度按摩，以防过犹不及，每天坚持不断才是正道。

推荐按摩穴位

按揉肾俞穴

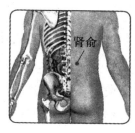

位置：腰部，第 2 腰椎棘突下旁开 1.5 寸处，左右各一穴。

按摩方法：用两手拇指按压肾俞穴 1 分钟，再顺时针方向按揉 1 分钟，然后逆时针方向按揉 1 分钟，以局部感到酸胀为佳。

祛病功效：治疗阳痿、遗精、早泄、腰酸腿疼、下肢肿胀等，可缓解全身疲劳。

按揉命门穴

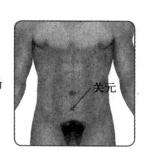

位置：腰部，第 2 腰椎棘突下缘的凹陷中。

按摩方法：用大拇指顺时针方向按揉命门穴 2 分钟，然后逆时针方向按揉 2 分钟，局部有酸胀感并向周围发散为佳。

祛病功效：治疗阳痿、滑精、早泄、小腹冷痛、腰酸腿软、腰肌劳损、腰椎间盘突出症、棘间韧带炎、下肢肿胀、全身疲劳等。

点按关元穴

位置：当脐中下 3 寸。

按摩方法：用拇指点按关元穴 1 分钟，以局部有酸胀感为宜。

祛病功效：治疗阳痿、早泄、遗精、低血压、四肢不温、神经衰弱、遗尿、尿频等。

男性不育

生育年龄的夫妻同居2年以上，没有采取任何避孕措施，女方身体健康，生育功能正常，由于丈夫生育功能障碍，导致女性不能受孕的情况叫作"男性不育症"。引起不育的原因有器质性和功能性两种。和女性不孕症一样，男性的不育症也非常需要妻子的理解和帮助。

肾阳虚损型：婚久不育，性欲低下，阳痿，遗精，茎寒精冷，腰膝酸软，神疲乏力，四肢不温，小便清长，舌淡苔薄，脉象沉弱。宜温补元阳，壮肾生精。

心脾不足型：婚久不育，性欲淡漠，气短懒言，食少便溏，面色无华，心悸怔忡，失眠健忘，舌淡苔薄，脉象细弱。宜补益心脾。

饮食宜忌

宜：宜吃富含赖氨酸的食物，如海参、墨鱼、鳝鱼、带鱼、鳗鱼、泥鳅、鱿鱼、蜗牛、山药、银杏等。

宜：吃具有补肾壮阳功效的食物，如韭菜、核桃、鹿肉、狗肉、虾仁等。

宜：吃富含锌的食物，如牛排、猪排、牡蛎、谷类、葵花子、花生、菠菜、药芥、大葱、莴苣、猪肝、鲜瘦肉、鸭蛋黄等。

忌：忌食生棉籽油、芹菜等，否则会导致精子数量和质量下降。

忌：喝咖啡、奶茶。

食疗妙方

精神药酒

原料：枸杞子30克，熟地黄、红参、淫羊藿各15克，沙苑蒺藜25克，沉香5克，荔枝核12克，炒远志3克，母丁香6克，白酒1升，冰糖

50 克。

做法：枸杞子、熟地黄、红参、淫羊藿、沙苑蒺藜、沉香、荔枝核、炒远志、母丁香去杂质、切碎；将切碎的药用白酒、冰糖密封浸泡 30 天即可服用。

银耳百合米粥

原料：大米 50 克，银耳、百合各适量。

做法：银耳泡发、洗净；撕成小朵；百合泡发、洗净，大米淘洗干净；将处理好的原料一起放入锅中，加入适量清水，大火煮沸后转小火慢煮 40 分钟，煮至粥黏稠即可。

功用解析：银耳能强精、补肾，百合具有养阴润肺、清心安身的功效。适合肾阴亏虚的男性不育患者食用。

巴戟天苁蓉炖狗鞭

原料：巴戟天、菟丝子各 15 克，肉苁蓉、肉桂各 10 克，狗鞭 20 克，羊肉 100 克，葱、姜、料酒、盐、鸡精各适量。

做法：先将狗鞭温水发透；羊肉洗净切片；葱洗净切段；姜洗净切片；巴戟天、菟丝子、肉苁蓉、肉桂用纱布包好，同狗鞭、羊肉共煮至熟，加葱、姜、料酒、盐再炖 10 分钟，加鸡精调味即可。

功用解析：温补肾阳，兼补肾精。

双胶骨髓牛鞭

原料：鹿角胶、鱼鳔胶各 30 克，枸杞子 15 克，黑豆、猪骨髓各 200 克，牛鞭 100 克，葱、姜、料酒、盐、鸡精各适量。

做法：先将牛鞭用水泡透，去表皮切段；猪骨髓切段；黑豆温水发胀；葱、姜分别洗净，葱切段，姜切片；将牛鞭段、猪骨髓段、黑豆同放砂锅内，大火炖煮后改小火煨烂，再将枸杞子、鹿角胶、鱼鳔胶及葱段、姜片、料酒、盐放入锅中，煮 10 分钟后，加鸡精调味。

功用解析：适用于男性因精子数量稀少所致的不育。

山药炖乳鸽

原料：乳鸽1只，山药50克，黄酒、葱、姜、盐、味精各适量。

做法：将山药用清水洗净，去皮，然后切成片状；乳鸽去毛、内脏，并用清水洗净；将山药和处理好的乳鸽一同放入锅中，再加入各种调料，清炖30分钟即可食用。

功用解析：山药能滋肾益精，乳鸽能补肾、益气、养血。该方具有滋阴补虚的功效，对虚劳引起的不育有较好的作用。

催育鸡

原料：党参30克，熟地、枸杞子各18克，当归10克，枣皮、杜仲、怀山药片各15克，炙甘草6克，鹿茸2克，猪瘦肉200克，鸡1只，葱、姜、料酒、盐各适量。

做法：葱、姜洗净拍松；将猪肉、鸡处理干净，剁块备用；将党参、熟地、枸杞子、当归、枣皮、杜仲、怀山药片、炙甘草、鹿茸洗净，用布袋扎裹，与葱、姜、猪肉、鸡肉、料酒一起放入砂锅中，加300毫升水，大火上烧沸，改用小火炖煮1小时，加盐调味即可。每日1次，单服，5次为1疗程。

功用解析：鹿茸、鸡肉等能促进精原细胞分裂与成熟，对生精有益。

对症按摩要点

男性不育多与精子质量有关，因此，按摩法治疗男性不育的主旨，在于提高精子质量，特别是要提高精子的活力，并增加精子数量。影响精子质量的人体器官与组织较多，通过按摩刺激这些器官和组织，可以有效改善生殖系统的新陈代谢，提高精子的质量。需要刺激的主要器官和组织有肾、肾上腺、脾、前列腺、生殖腺、输尿管、膀胱、肺、心脏、肝、胃等，常取的穴位有神门、合谷、通里、内关、外关、间使诸穴。按摩时每个穴位点按100～300次，每日按摩一次即可，3个月为一个疗程。

推荐按摩穴位

按揉肾俞穴

位置：腰部，第2腰椎棘突下旁开1.5寸处，左右各一穴。

按摩方法：两手拇指按压肾俞穴1分钟，再顺时针、逆时针各按揉1分钟，以局部感到酸胀为佳。

祛病功效：治疗阳痿、遗精、早泄、月经不调、不孕不育症等。

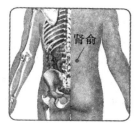

点按关元穴

位置：当脐中下3寸。

按摩方法：用拇指点按关元穴1分钟，以局部有酸胀感为宜。

祛病功效：治疗遗精、阳痿、不孕不育症等。

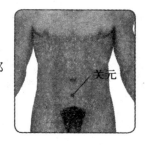

按揉志室穴

位置：腰部，第2腰椎棘突下旁开4指宽处即是，左右各一穴。

按摩方法：被按摩者俯卧，按摩者用两手拇指按压志室穴1分钟，再顺时针方向按揉1分钟，然后逆时针方向按揉1分钟，以局部感到酸胀为佳。

功效：防治腰背酸痛、腰背部冷痛、腰肌劳损、遗精、阳痿、不育症、小便不利等症。

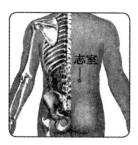

性冷淡

性冷淡又叫作"性欲减退"，是指生育年龄夫妇居住在一起，男性或女性3个月以上无主动性要求，或者对其配偶的性爱行为反应迟钝、淡漠,甚至逐渐产生厌倦或拒绝性生活的情况。引起性冷淡的原因主要是精神心理因素,通过夫妻相互按摩可以很好地增进夫妻感情,治疗因精神心理因素造成的性冷淡,增强性激情。

饮食宜忌

宜:宜多吃一些富含维生素 E 的食物,如麦芽油、小麦、芝麻、小米和芦笋等。

多吃海产品,如鱼、虾、贝壳类、海藻类食物。

多吃各种坚果,如核桃仁、杏仁、花生、松子仁等。经常服用蜂蜜制品,还可多吃韭菜、鸡蛋、大葱、巧克力等。

多吃一些富含维生素 B_1、维生素 B_2、维生素 B_6 的食物,比如各种豆类、谷类和乳酪。

多吃富含锌、镁、锰等矿物质的食物,如牡蛎、菠菜、坚果等。

忌:忌酒,酒精会使男子性欲减退,或者引起女子内分泌失调。

忌:食芹菜,芹菜会抑制精子的生成。

忌:食芥蓝,芥蓝对性激素的分泌具有抑制作用。

忌:食竹笋,竹笋影响人体对锌的吸收,缺锌会导致性欲减退。

食疗妙方

肉苁蓉羊肉粥

原料:肉苁蓉 15 克,羊肉块、大米各 100 克,葱丝、姜丝、盐各适量。

做法:肉苁蓉煎成药汁,然后与羊肉、大米共同煮粥,熬好后加葱丝、姜丝、盐再煮片刻即可。

功用解析:此方补肾壮阳,健脾胃,补气血,既能补虚,又能暖下身。5～7 天为一个疗程。

附片炖猪腰

原料:制附片 6 克、猪腰 2 个、盐适量。

做法：猪腰剖开，去筋膜，洗净切片，和制附片放入锅中，加适量清水，大火煮沸后转小火煮至猪腰熟透，加盐调味，饮汤食肉。每天1次，连用10天。

功用解析：附片能温补脾肾，散寒止痛；猪腰具有补肾的功效。该方对治疗性欲低下疗效显著。

米酒蒸仔鸡

原料：小公鸡1只，糯米酒500克，葱段、姜片、花椒粒各适量。

做法：鸡去毛及内脏，洗净，切块；鸡肉用糯米酒、花椒粒、葱段、姜片拌匀，放入沸水蒸锅中蒸至熟即可。

功用解析：小公鸡肉具有很好的温补功效，能提升体虚者的性欲。

黑豆炖狗肉

原料：狗肉300克，黑豆50克，葱段、姜片、花椒粒、胡椒粉、盐各适量。

做法：狗肉洗净，切块；黑豆洗净，泡30分钟后连水倒入锅中，下葱段、姜片、花椒粒、狗肉，再加适量水，大火煮沸转小火煮至肉烂，加盐、胡椒粉拌匀即可。

功用解析：黑豆健脾补肾。狗肉改善性功能。两者搭配，对治疗男性性冷淡有一定疗效。

对症按摩要点

按摩法治疗男性性冷淡主要是通过对相关穴位的按摩，调节人体内分泌和新陈代谢，达到助性和养性的目的。常取的穴位主要有8个：中府穴、天柱穴、膈俞穴、命门穴、承扶穴、肾俞穴、商阳穴、委中穴，综合起来可达到唤醒性盛气，平衡性能力，增加感交力，强壮肾气，促进新陈代谢，提高性欲望的功效。按摩治疗男性性冷淡疗程较长，不可急于求成。另外，按摩一些固肾补气的穴位，对于改善性冷淡也是有帮助的。

推荐按摩穴位

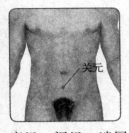

点按关元穴

位置：当脐中下3寸。

按摩方法：用拇指点按关元穴1分钟，以局部有酸胀感为宜。

祛病功效：治疗性冷淡、遗精、阳痿、月经不调、痛经、闭经、遗尿、尿频等。

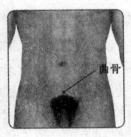

点揉曲骨穴

位置：在下腹部，当前正中线上耻骨联合上缘凹陷处。

按摩方法：用拇指点按曲骨穴约2分钟，然后顺时针方向揉按约2分钟，以局部有酸胀感为佳。

祛病功效：治疗性欲淡漠、遗精、早泄、阳痿、不能射精、前列腺炎、遗尿等。

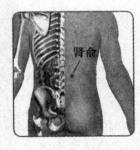

按揉肾俞穴

位置：腰部，第2腰椎棘突下旁开1.5寸处，左右各一穴。

按摩方法：用两手拇指按压肾俞穴1分钟，再顺时针方向按揉1分钟，然后逆时针方向按揉1分钟，以局部感到酸胀为佳。

祛病功效：治疗性欲淡漠、遗精、早泄、阳痿、女子月经不调等，可缓解全身疲劳。

脱发

全身营养不良或代谢功能弱都会造成营养障碍，从而导致头发干燥，发根发生萎缩，脆而易脱，严重者会造成早秃。中医认为，肾为先天之本，其华在发，而肾中精气的盛衰反映了头发生长与脱落的过程，因此肾气盛的人头发茂密有光泽，肾气不足的人头发易脱落、干枯、变白。除此之外，还与人体气血的盛衰有着密切的关系，肾气衰弱的脱发患者要注意补肾。

饮食宜忌

宜：应适当多吃富含维生素 A 的食物，如小白菜、菠菜、苋菜、空心菜、西蓝花、芥菜、香菜等。

应适当多吃富含维生素 B_6 的食物，如橘子、土豆、蚕豆、青鱼、芝麻等，能够抑制皮脂的分泌，刺激毛发再生。

多吃富含维生素 E 的食物，如圆白菜、黑芝麻等。

多吃富含铁质的食物，如香蕉、菠菜、胡萝卜、土豆、黄豆、黑豆、熟花生、蛋类、带鱼、鲤鱼、虾等。

多吃富含植物蛋白的食物，如大豆、黑芝麻、玉米等。

多吃含碘丰富的食物，如海带、紫菜、牡蛎等。

多吃富含氨基酸的食物，如动物性食品、豆类。

忌：平时应少吃或不吃纯糖类和脂肪类食物，如肝类、肉类、洋葱等。

忌：烟、酒及辛辣刺激食物，如蒜、韭菜、花椒、辣椒、桂皮等。

食疗妙方

桑葚百合粥

原料：鲜桑葚 15 克，糯米 100 克，鲜百合、冰糖各 30 克。

做法：桑葚洗净，用清水浸泡 2 小时；将百合去尖，洗净，用清水浸泡 2 小时；糯米淘洗干净，用清水浸泡 1 小时后放入砂锅内，加入桑葚、百合及浸泡桑葚、百合的水，大火煮沸后转小火煨成粥，粥成时加入冰糖至其溶化即可。

功用解析：此粥补肾益精、滋肝明目、安神养心、丰肌泽发、乌发固齿。

桑葚乌发粥

原料：桑葚、黑芝麻各60克，大米100克，白糖20克。

做法：大米淘洗干净，用清水浸泡30分钟；桑葚洗净；芝麻研磨成细粉；大米放在砂锅内，加入桑葚、芝麻粉，加清水，大火煮沸转小火煨成粥，加入白糖调味即可。

功用解析：本粥滋阴养血、乌发泽肤、补气益肺、延年益寿。

生发黑豆

原料：黑豆500克、盐适量。

做法：将黑豆洗净，用清水浸泡4小时；砂锅洗净，加入水，大火煮沸后转小火熬煮，至水浸豆粒饱胀为度；取出黑豆，加适量盐，密封储于瓷瓶内。

功用解析：此方具有生发护发之功效。

首乌黄豆烩猪肝

原料：鲜猪肝250克，黄豆50克，何首乌15克，葱、姜、盐、白糖、鸡精、植物油各适量。

做法：首乌放入砂锅中，加水煮沸20分钟，取药汁备用；姜洗净切片，葱洗净切段；炒锅置火上，放入少量植物油烧热，下黄豆煸炒至出香味，倒入首乌汁，煮沸后下猪肝、姜片、葱段，大火烧沸后转用小火焖煮至豆酥，加盐、鸡精、白糖调味，起锅即可食用。

功用解析：此品可补肝肾、益精血、乌须发、强筋骨，用于须发早白、血虚萎黄、眩晕耳鸣、腰膝酸软等。

对症按摩要点

按摩治疗男性脱发主要是为了改善头皮部位血液的微循环，增加发根的营养，促进头发的生长。常用的手法是头皮自我按摩，即脱发者用自己的十个手指的末端指腹按压并轻揉头皮，从前发际开始，向头顶、再向后枕部按摩，循环数次直到感觉头皮微微发热为止。在日常生活中，洗发是进行自我头皮按摩的好时机。许多人洗发时喜欢用指甲抓挠头发，这样不但不能有效地按摩头皮，还会刺激头屑的生长。改用指腹按摩效果良好，既可以去头屑，又能促进血液循环。

推荐按摩穴位

按揉率谷穴

位置：两耳尖直上1.5寸宽处。

按摩方法：取坐位或仰卧位，用示指或中指顺时针方向按揉两侧率谷穴约2分钟，以头两侧感到酸胀为佳。

祛病功效：治疗头皮屑、头发枯黄、秃头等。

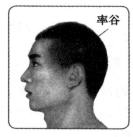

按揉头维穴

位置：头前侧，在两侧额角发际向上约1指宽处。

按摩方法：取坐位，用示指按于两侧头维穴，顺时针方向按揉约2分钟，以酸胀感向整个前头部和两侧放散为佳。

祛病功效：预防头发干枯分叉、秃头、白头，治疗头皮痒等。

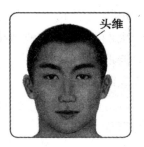

按揉上星穴

位置：在头部正中线上，当前发际正中直上1寸。

按摩方法：用拇指或中指按于上星穴，顺时针按揉约2分钟，以酸胀感向整个前头部放散为佳。

祛病功效：按摩此穴能促进血液循环，加快组织代谢，预防头发干枯分叉、秃头等。

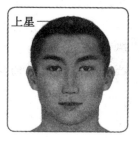

第六篇　中草药排毒与养生

决明子：排毒明目两不误

传说，古代有一位老道，年纪虽然已经过百，但却身体硬朗、耳聪目明。于是人们纷纷向他讨教长生仙术，老道却说并没有什么仙术，只是常常食用决明子罢了。小小的决明子，怎么会有如此神奇的功效呢？

决明子，也叫草决明、还瞳子、马蹄子、千里光等，为豆科草本植物决明或小决明的成熟种子。《本草纲目》中记载其味苦、甘而性凉。决明子含有多种维生素和丰富的氨基酸、脂肪、碳水化合物等，具有清肝火、祛风湿、益肾明目等功能，常饮决明子茶，可使血压正常，老眼不花。此外，决明子还可以治疗大便燥结，帮助顺利排便。

现代药理研究证实，决明子所含的有效成分具有调节免疫、抑菌、抗癌、降血压、调节血脂及明目通便等作用。对金黄色葡萄球菌、大肠杆菌、肺炎球菌等均有不同程度的抑制作用；决明子通过作用于迷走神经有降压效果，可与传统降压药利血平相媲美；它通过导泻可减少肠道对胆固醇的吸收，并能调节低密度脂蛋白的代谢；能防治近视眼及老年性白内障等眼科疾病。

决明子可泡茶饮用，泡法十分简单，只要用15～20克决明子用热开水冲泡即可，也可依个人喜好放入适量的糖，当茶饮用，每日数次，若能配上枸杞及菊花，效果更佳。

这里再为大家介绍几种决明子的食法。

决明子饮

原料：决明子 6 克，麻子仁、绿茶、薄荷 3 克，麦芽 3 克。

做法：将决明子用小火炒至香气溢出时取出，候凉。将所有药材放入杯中，加入 500 毫升。滚水浸泡 3～5 分钟即可饮用。

功用解析：决明子与麻子仁具润肠通便效果，绿茶去油解腻，薄荷疏风清热降火气，麦芽帮助消除胀气。此款茶饮需要注意的是肠胃功能弱、易腹泻者不宜饮用。

决明子花草茶

原料：炒决明子或已打碎的决明子 15 克。

做法：直接泡茶饮用，直至茶水无色。

功用解析：老年人饮用决明子茶不仅有助于大便通畅，还能起到明目、降压、调脂等保健功能。对于老年人阴虚血少者，可加入枸杞子 9 克，杭白菊、生地各 5 克一同泡服；若老年人有气虚之症，宜加生晒参 3 克同泡服。

决明子可以和其他花草茶搭配，具有不错的排毒解油腻功效，能够清热平肝、降脂降压、润肠通便、明目。现代"电视族""电脑族"等易引起眼睛疲劳的人群不妨常喝，但夜晚最好少饮。

决明子花草茶搭配蜂蜜饮

原料：炒决明子 10～15 克，蜂蜜 20～30 克。

做法：将决明子捣碎，加水 300～400 毫升煎煮 10 分钟，冲入蜂蜜搅匀服用，早晚两次。

功用解析：具有润肠通便的功效，可治疗前列腺增生兼习惯性便秘者，也适用于高血压、高血脂症，以及习惯性便秘等。

需要注意的是决明子性微寒，容易拉肚子、腹泻、胃痛的人，不宜食用。

艾草：排毒、理气、益寿

艾草是一种常见的草本植物，气味芳香，且对人体健康有益。在我国，采艾草治病的历史已有3000多年。中医认为，艾草性温，无毒，据《本草纲目》记载："服之则走三阴，逐一切寒湿，灸之则透诸经而治百种病邪，起沉疴之人为康泰。"

艾草久负盛名，被认为是驱邪、治病、延年益寿的神草。艾草生长在广袤的山野之间，生命力极强，在长寿之乡如皋遍地栽种。坊间，特别是端午节前后，如皋多有鲜艾出售，人们买回家去，呈放于供神的中堂两边，或房间妆台之旁，奇香可数月不减，蚊蝇嗅之即逃。

传说，以返老还童而闻名的古代仙人老莱子平常就很喜欢艾草的香味，所以他的屋中经常放有艾草，地上也铺满晒干的艾草。他是一位非常孝顺的人，即使已经70岁了，还会穿上小孩子的花衣服来取悦父母，有时就躺在地上，模仿小婴儿啼哭的样子。传说老莱子就是因为常常把艾草用水煎来服用，慢慢出现了返老还童迹象，所以艾草也被叫作仙人草。

艾草很早就走进人们的生活。早在诗经时代，艾草即被用于灸术。因为艾草性温、味苦、无毒，能通十二经、理气血、逐湿寒、止血下痢。所以人们一般是把艾草点燃之后去熏、烫穴道，使穴道受热而经络疏通。现在台湾流行的"药草浴"大多就是选用艾草做药材。如民间常用艾草枯叶卷成长条，点燃轻熏关节，治疗筋内关节疼痛，而早年间妇女生产，必用艾草煮汤煎服，排瘀血和补中气。

艾草能降低血液中的胆固醇，具有代谢毒素、润肠通便、抗病毒、平喘、镇咳、祛痰、镇静及抗过敏等作用。艾草还可以利尿、消水肿，水肿是体内循环不畅，多余水分未能排出造成的。因此，可以利用艾草利尿解毒的功效，促进体液循环，加速体内多余水分排出，使身体水分维持在最佳状态。

另外，艾草中所含的叶绿素成分，除了可以预防癌症外，还具有净血、杀菌、畅通血路的功效，而艾草中所含的腺嘌呤，可以使心脏强壮，防止功能退化，对预防脑部疾病等有很强的效果。

艾草除了被用作药材外，还可以做成各种美味食物，吃了让人延年益寿。食用艾草的方法很多，最简单的做法是将艾草的嫩芽摘下来，直接放入口中咀嚼，或者是将艾草的嫩芽做成糕点，也可以跟蔬菜一起煮成艾草汤来喝。

下面先为大家介绍两款艾草茶。

艾草茶

原料：2 根干艾草。

做法：将它们洗净，撕成小块，滚水冲泡，加盖焖 10 分钟，直到茶色变深即可。可在日常饮水的基础上，每天喝 4~6 大杯艾草茶，一般 5 泡之后就需换上新的艾草。下午 5 点以后不要再喝，也不要喝其他饮品。

功用解析：此茶能促进体内水循环，加速排出多余水分，肌肤也会变得水润。

艾草薄荷蜂蜜茶

原料：2 根干艾草，2 片薄荷叶。

做法：先将它们洗净，再加滚水浸泡约 10 分钟，直到茶色变深，加入 1 茶匙蜂蜜饮用。此茶可配合第一款艾草茶饮用，每天清晨喝完白开水后和每天下午 5 点左右各喝一杯，之后不要再喝其他饮品。

功用解析：此茶除了具有艾草本身的利尿功效外，由于薄荷能缓解疲劳，消除快速减肥期间的疲倦感，而加入蜂蜜，则进一步加强了排毒功能，促使体内的水分和毒素一起排出。所以此茶不但可以消除水肿，连便秘问题也能一并解决了。

当然，艾草不但可以喝，还能用来泡澡。

将干艾草用凉水洗净后放在棉布袋里，在热水中煎熬 20 分钟左右，然后将药汁稀释到浴液中。每晚泡 15～20 分钟半身浴，可以在泡澡同时轻轻揉搓易水肿的腿部。由于艾草中含有丰富的维生素，有抗菌消炎和加速脂肪代谢的功效。

茯苓：既泻又补，除烦安眠

茯苓是一种菌科植物，一般生长在赤松或者马尾松的根上，可食用也可入药。中医认为，茯苓性平、味甘淡，能够益脾安神、利水渗湿，主要用于治疗脾虚泄泻、心悸失眠、水肿等症，能够全方位地增强人体免疫力，被誉为中药"四君八珍"之一。

北京名小吃茯苓饼就是以茯苓为原料制成的。相传慈禧太后一日患病，不思饮食。厨师们绞尽脑汁，以松仁、桃仁、桂花、蜜糖等为原料，加上茯苓霜，再用淀粉摊烙外皮，精心制成夹心薄饼。慈禧吃后十分满意，让这种饼身价倍增。后来此法传入民间，茯苓饼就成了京华著名小吃，声名远播了。

茯苓含有丰富的钙、硒和卵磷脂、维生素 E 等，具有利尿效果，特别适用于水肿性肥胖。何谓水肿？就是你每天睡醒会觉得脚和脸及身体都有肿胀的感觉，那就是你的代谢不够好，还有就是你平常上厕所的次数比一般人还少，这样你就容易水肿。

茯苓淡而能渗，甘而能补，能泻能补，称得上是两全其美。茯苓利水湿，可以治小便不利，又可以化痰止咳，同时又健脾胃，有宁心安神之功。而且它药性平和，不伤正气，所以既能扶正，又能祛邪。

自古有"人过四十，阴气减半"之说，如果人的肝木之气得不到足够的阴精制约，就会渐渐偏离常道在体内妄行，导致头晕、手足摇动等肝风太过的症状出现。而茯苓恰好能够收敛外发之气。所以，茯苓对于中老年人而言绝对是延年益寿的良药。

白茯苓有多种食用方法，最简单的方法就是把茯苓切成块之后煮着吃，还可以在煮粥的时候放进去。另外，可以把茯苓打成粉，在粥快好的时候放进去，这样人体就更容易吸收了。

这里就为大家介绍两款茯苓药膳。

茯苓栗子粥

原料：茯苓 15 克，栗子 25 克，大枣 10 个，粳米 100 克。

做法：先加水先煮栗子、大枣、粳米；茯苓研末，等米半熟时徐徐加入，搅匀，煮至栗子熟透；加糖调味即可。

功用解析：茯苓可以宁心安神，麦冬养阴清心，粟米除烦热。这三者同煮就可以用于心阴不足，心胸烦热，惊悸失眠，口干舌燥。

茯苓麦冬粥

原料：茯苓、麦冬各 15 克，粟米 100 克。

做法：先将粟米加水煮粥；二药水煎取浓汁，待米半熟时加入，一同煮熟食即可。

对于中老年人来说，茯苓的补益功效不容小觑，但对于正处在生长发育阶段的儿童与青少年来说，茯苓就不是很合适了。孩子处在发育阶段，生机勃勃，此时正需要肝木之气的生发作用，而茯苓药性趋向于收敛，会阻碍孩子的生长。给未成年人吃茯苓，就等于扼杀他们的生发之机，会给他们的健康带来不利影响。所以，未成年人一般只有在生病等特殊的情况下，经过医生的准确辨证后才能服用茯苓，家长千万不要自作主张煎煮茯苓给孩子吃。

甘草：解毒止痛，补气虚

甘草与一般中草药不同，它药性和缓，能调和诸药，因此是中药中应用最广泛的药物之一。关于甘草的发现还有一段趣闻。在古代一个小村子里，有一位医术精湛的老医生。一次，他外出替人看病，临走前给徒弟留了一些事先开好的药，以应付一般病人。谁知道老医生这一去，多日未归，而留的那些药却不够用了。徒弟病急乱投医，就把院里烧水用的那些嚼起来甜丝丝的干柴切碎了包起来，骗病人这是老医生走时留下的。谁知那些患了脾胃虚弱、咳嗽痰多、咽痛、痈疽肿痛的病人吃了这些甜丝丝的干柴，病居然都好了。其实，徒弟用的那些干柴，就是甘草。从此，甘草入药，沿用至今。

甘草在《本草纲目》中记载属于山草类，性平，味甘，归十二经。有解毒、祛痰、止痛、解痉以及抗癌等作用。在中医上，甘草补脾益气，滋咳润肺，缓急解毒。临床应用分"生用"与"蜜炙"之别。生用主治咽喉肿痛，痈疽疮疡，胃肠道溃疡以及解药毒、食物中毒等；蜜炙主治脾胃功能减退，大便溏薄，乏力发热以及咳嗽、心悸等。

甘草的解毒能力很强。甘草浸膏及甘草甜素对某些药物中毒、食物中毒、体内代谢产物中毒都有一定的解毒能力。解毒作用的有效成分为甘草甜素，解毒机制为甘草甜素对毒物有吸附作用，甘草甜素水解产物葡萄糖醛酸能与毒物结合，以及甘草甜素有肾上腺皮质激素样作用，增强肝脏的解毒能力等方面因素综合作用的结果。

甘草可用于心气虚，心悸怔忡，以及脾胃气虚，倦怠乏力等。前者常与桂枝配伍，如桂枝甘草汤、炙甘草汤。后者，常与党参、白术等同用，如四君子汤、理中丸等。

甘草还可用于痈疽疮疡、咽喉肿痛等。可单用，内服或外敷，或配伍应用。痈疽疮疡，常与金银花、连翘等同用，共奏清热解毒之功，如仙方活命饮。咽喉肿痛，常与桔梗同用，如桔梗汤。若农药、食物中毒，常配绿豆或与防风水煎服。

这里为大家介绍一方甘草茶。

甘草茶

原料料：甘草10克，茶叶5克，食盐8克，配水1000毫升。

做法：按此比例，先将水烧开，再将甘草、茶叶、食盐放入水中煮沸10分钟左右即可饮用。

功用解析：可治风火牙痛、火眼、感冒咳嗽等症。

甘草较适宜胃溃疡者、十二指肠溃疡者、神经衰弱者、支气管哮喘者和血栓静脉炎患者等。而湿阻中满、呕恶及水肿胀满者则需禁服。

大黄：通腑将军，安和五脏

在古代诸多皇帝当中，清朝的乾隆皇帝是寿命最长的一个。而使他长寿的诸多秘方里，有一个是平时适当地吃少量的大黄。中医也认为，对于湿热体质的人群来说，平时适当吃些大黄确有不错的养生功效。

大黄的养生作用主要体现在通便清肠上，中医认为："六腑以通为用，欲得长生，肠中常清；欲得不死，肠中无滓。"意思是说保持大便通畅而无积滞，就能有益于健康长寿，而中药大黄正是这样的一味良药，有"通腑将军"之称。它在保持大便通畅，减少肠中有毒物质对机体的侵害以及抗衰延年方面屡建奇功，早在《神农本草经》中就记载："大黄能荡涤肠胃，推陈致新，通利水谷，调中化食，安和五脏。"《本草纲目》中记载："大黄又称黄良、将军、火参、肤如。气味（根）苦、寒、无毒。"大黄的排毒效果天然，适宜特别适宜中老年人服用。中老年人如能定期服用大黄，就像定期大扫除一样，可使体内的积滞隐患及时以清除干净，肠中"垃圾"一清理，就可达到防病、健身的目的。

现代药理研究证实：大黄有泻下、消炎、抗菌、抗病毒、抗肿瘤、利胆、止血、降血胆固醇和性激素的作用，而且大黄的泻下作用并不妨碍小肠对营养物质的吸收。

另外，进食少量大黄有健胃作用，可助胃吐故纳新，以滋后天之化源。老年人往往因血失调而诱发疾病，少量服用大黄，有行气活血、疏通经络之功，气血调和，经络畅通，则病不生。

大黄的使用方法比较简单，每次取生大黄5～10克，水煎服或沸水冲泡代茶饮，以大便稀软而不形成水泻为度，每隔2～3日服一次。总之，根据个人体质及具体情况酌情服用大黄，使其在保持大便通畅，抗衰延年中发挥应有的作用。

需要注意的是，虚寒体质的人，也就是脾胃不好、怕冷的人群不适宜服用大黄，而且由于大黄药效较强，一般人还是应遵循专业医生的意见再决定是否食用以及如何食用。

麻子仁：排肠毒，治便秘

人生的任何一个年龄段都有可能发生便秘，这与我们的生活不规律、饮食不均衡、运动不足或是压力过大等有着密不可分的关系。我们知道，人体的肠壁并不是光滑的，它有很多褶皱，我们每天所吃食物的残渣会一点点地积存在这些褶皱里。如果食物残渣在大肠中移动过慢，使便体变得又干又硬，增加了排便的困难，就形成了便秘。便秘之后，粪便堆积在肠道中，会产生相当多的毒素，这些毒素通过血液循环到达人体的各个部位，就会导致面色晦暗无光、皮肤粗糙、毛孔粗大、痤疮、腹胀腹痛、口臭、肥胖、痛经、月经不调以及心情烦躁等症状，严重的还会导致结肠癌等。

麻子仁就是一款能有效清肠通便治便秘的中草药。据《本草纲目》记载，麻子仁可以润肠通便，滋养补虚，适用于邪热伤阴，或素体火旺、津枯肠燥所致的大便秘结、脘腹胀满、恶心欲呕等。中医有个治便秘的良方叫"麻仁丸"，就是用麻子仁800克，芍药250克，厚朴250克，大黄、枳实各500克，杏仁400克，一起熬研，加炼蜜和成丸子，如梧子大。

不过这个方子对于一般人来说有点复杂，我们不妨用食疗的方法，做一碗具有同样疗效的麻子仁粥。

麻子仁粥

原料：麻子仁 20 克，大米 100 克，白糖适量。

做法：将麻子仁择净，放入锅中，加清水适量，浸泡 5～10 分钟后，水煎取汁，加大米煮粥，待熟时调入白糖，再煮一二沸即成。每日 1 剂，连续 3～5 天。

功用解析：润肠通便，滋养补虚。

需要注意的是，便秘主要分为两类：热秘和虚秘，虚秘又分为气虚和血虚。热秘是由体内热毒引起的，需要润肠通便。而气虚则是大肠传导无力，血虚则因津枯不能滋润大肠。乍一看症状差不多，但病因不同，麻子仁就不适合虚秘症状，容易产生乏力等副作用，这也提醒我们对于体内毒素，切忌不可"一泻了之"。

蒲公英：排毒利便，消肿散结

春季气候比较干燥，此时嗓子疼、便秘、口舌生疮等热毒症状就容易侵害人体健康，而蒲公英就是一种很好的春季"排毒草"。说起蒲公英，我们在日常饮食中一般不会见到它的身影，其实它是一种药食同源的植物。作为"食"，早春的嫩蒲公英算是一种传统野菜，它的吃法多样，可凉拌，可烧汤，可炒熟，也可以拌肉做饺子馅。当然，老了的蒲公英也能食用，只是味道较苦。作为"药"，据《本草纲目》记载："蒲公英主治妇人乳痈肿，水煮汁饮及封之立消。解食毒，散滞气，清热毒，化食毒，消恶肿、结核、疔肿。"所以，它被认为是一种清热解毒、消肿散结的良药。

蒲公英性平，味甘微苦，有清热解毒、消肿散结及催乳作用，对治疗乳腺炎十分有效。热毒多是肝火旺盛所致，而肝的保养在春天尤为重要。蒲公英可通肝经，祛火消炎。用蒲公英配上菊花、金银花泡水喝，去火效果很好。春天的蒲公英食疗价值最高，无论是要品它的美味，还是要获得它抗癌、清火、消炎的食疗用途，最好是选择在初春的四五月间，蒲公英开花之前采下。

在农家饭的餐桌上，蒲公英通常是下水焯过苦味之后，用点蒜末、生抽、香醋、香油、盐拌匀。这时的蒲公英清香怡人，非常祛火，吃了以后，身体里面顿觉清爽了不少。平日里阴虚火旺的人，在春天要多吃些蒲公英。还可用蒲公英做蛋花汤，也是败火的食疗。

春季的早餐或晚餐，进食一些温肾壮阳、健脾和胃、益气养血的粥，如鸡肝粳米粥、韭菜粳米粥、猪肝粳米粥，里面撒上蒲公英末，就是很好的食疗粥。如果用蒲公英清炒肉丝，再吃上一碗米饭，那更是绝佳的配搭。

这里为大家介绍一款蒲公英绿豆粥。

蒲公英绿豆粥

原料：鲜蒲公英40～60克，绿豆50克，粳米50～100克。

做法：先将蒲公英洗净切碎，加水煎汤，去渣，再加入洗净的绿豆、粳米煮粥服食。每日1剂，3次分服。

功用解析：此粥可清热解毒、消肿散结。适用于鹅口疮，症见颊黏膜有一层稍隆起粗糙灰白色物，似色块，不易拭去，口腔黏膜多干燥、不流涎等。

需要注意的是，身体虚弱、阳虚的病人，最好少吃蒲公英，因为它是寒、苦的阴性食物。

花草排毒，温和作用易补泻

芦荟：排毒补虚，顺便美容

芦荟原产自索克拉岛，公元前333年，亚历山大占领了此地，他也因此获得了大量的战略储备物资——芦荟。东征时，他下令让后勤部队准备了大量的芦荟，以备战时所需。也许有人会觉得奇怪，芦荟也能算作战争资源么？原来，芦荟不仅可以治疗伤兵，使受伤化脓的伤口获得痊愈，还可用来治疗士兵远征时的水土不服。所以，芦荟对亚历山大建立的地跨欧、亚、非的大帝国来说，起了不可忽略的作用。

芦荟具有强大的生命力，即使将它连根拔起，在45℃的高温下曝晒很长时间，也仍能存活。将芦荟的叶片采摘后1小时内，它的伤口就会自行愈合。芦荟神奇的疗伤功效，正是缘于这种强大的生命力。

芦荟自古以来就被称为"美容圣品"，埃及艳后——克拉芭特拉，就是芦荟的忠实崇拜者，她美艳绝伦的容颜、雪白的肌肤、闪亮的秀发向世人展示了芦荟的神奇功效。在我国，《本草纲目》也提及了芦荟的养生功效，称其性寒、味苦、无毒，有清热解毒、明目镇心、杀虫祛疖的作用。

此外，芦荟含有丰富的氨基酸和复合多糖物质，能补充皮肤中流失的水分，美白滋润肌肤，帮助修复受伤肌肤。

芦荟能极好地清除肠道、肝脏毒素和清理血管。芦荟中含有多种植物活性成分及氨基酸、维生素、多糖和矿物质成分，其中芦荟素可以刺激小肠蠕动，把肠道毒素排出。芦荟因、芦荟纤维素、有机酸能软化血管，扩张毛细血管，清理血管内的毒素。同时，芦荟中的其他营养成分可迅速补充人体的缺损。

芦荟的解毒作用也不容小觑。芦荟因其苦寒清热的特性，具有抑制过度的免疫反应，增强吞噬细胞吞噬功能的作用，故能清除体内代谢废物。芦荟中的有效成分具有促进肝脏分解体内有害物质的作用，还能消除生物体外部侵入的毒素。放射线或核放射在治疗癌症过程中会引起的烧伤性皮肤溃疡，用芦荟治疗不仅有解毒、消炎、再生新细胞的作用，还能增加因放射治疗而减少的白血球。

芦荟的防臭作用也不得不提。芦荟具有防止脚、口、腋等体臭的作用。很早以前，人们就用芦荟来消除体臭。非洲刚果人打猎时，在身上抹上芦荟汁，以免被动物闻到体臭。

芦荟的食用方法也多种多样，下面就为大家介绍一款芦荟蔬菜汤的制法。

芦荟蔬菜汤

原料：新鲜芦荟叶50克、菠菜1株、红萝卜1根，花椰菜2朵，白菜1片，干香菇2朵，鸡汤或肉汤1杯。

做法：先烧开鸡汤，再放入上述材料，文火煮上20分钟左右。煮汤过程中如表面浮出残渣，要小心舀出，即可食用。

功用解析：这是一道营养非常丰富的蔬菜汤，适合没有食欲之人饮用。由于蔬菜及芦荟的精华都已溶入汤中，就算不食用汤里的蔬菜，营养也非常丰富。

芦荟虽好，也要对症使用。芦荟味苦性寒，主要适用于实证病型，对于虚证病症就不太合适。尤其是阳气不足、脾胃虚弱或虚寒体质的人，都不宜食用芦荟，有时不仅不会起到治疗效果还会加重病情。心脑血管患者，中医辨证肝病患者、肾病患者多属阳虚气虚类型，过用具有清肝热泻实火作用的芦荟，等于是雪上加霜。

孕、经期妇女也严禁服用，因为芦荟能使女性内脏器官充血，促进子宫运动。患有痔疮出血、鼻出血的患者也不要服用芦荟，否则会导致病情恶化。

桑叶：排毒止汗，明目清肝

一提到桑叶，也许大部分人想到的会是养蚕或者可口的桑葚，其实它还能用来治病。据传在宋朝时，一日，严山寺来了一位云游僧人，他胃口很差、身体瘦弱，每晚睡觉时都浑身是汗，20年来多方求医，皆无甚效果。严山寺的监寺和尚知道了云游僧人的病情后，便说："不要着急，我这正好有一验方，可治你的怪病！"第二天，天刚亮，监寺和尚就带着云游僧来到一棵桑树下，趁晨露未干，采摘了一把新鲜的桑叶带了回去，并叮嘱云游僧将它们焙干研末后，每天空腹时用米汤冲服一次，每次二钱。连服三日后，云游僧人的怪病就痊愈了。

桑叶又称霜桑叶，农历节气霜降前后采摘，它味甘、苦，性寒，无毒，入肝、肺经。桑叶治病入药始于东汉，《神农本草经》里列为"中品"，其意是养性。现代中医习惯将它列入辛凉解表类药物中，作疏风清热、凉血止血、清肝明目之用。而《本草纲目》中也有"桑叶除寒热、出汗"的记载。《丹溪心法》中亦有"桑叶焙干为末，空心米汤调服，止盗汗"之妙录。

据分析测定，桑叶中含有糖类、脂肪、氨基酸、胆碱、有机酸、胡萝卜素、维生素 B_1、维生素 B_2、维生素 C、叶酸和钙、磷、铁、锰等营养成分。桑皮含多缩糖及丰乳糖酐。祖国医学将桑叶、桑枝作为疏风清热作用的中药材。

桑叶排毒也是一把好手。桑叶能行气，改善肠道功能、润肠通便。一些矿物质以及在小肠内未被吸收的糖类进入大肠后由肠内菌丛作用引起发酵，产生丁酸、丙酸、乳酸、乙酸等有机酸，使肠内环境变成酸性，肠道内容物酸度增大，能抑制有害细菌的增殖，起到调节肠道、改善便秘、改善腹部胀满感的作用，具有导泻通便、保护肠黏膜和减肥等功效。

有一种由桑叶、竹叶、柳叶、荷叶和柿叶五种叶子掺匀并装袋而成的五叶枕，能治疗头痛、暑热头昏、眼赤模糊、耳喉肿痛和高血压等病症。而新鲜的、滴着晨露的桑叶则具有疏风清热、清肝明目等功能，用它煮水洗澡，可使皮肤变得细嫩。桑叶当然也可以泡茶饮用，这里就为大家介绍一款桑菊薄荷茶。

桑菊薄荷茶

原料：桑叶、菊花、薄荷各10克。

做法：将清水适量煮沸，将桑叶、菊花、薄荷一起投入水中煮10～15分钟即成。

功用解析：此茶可疏风散热、清肝排毒，还能缓解风热感冒引起的咳嗽。

需要注意的是，桑叶茶等不宜过量饮用，而肝燥者最好不要服食桑叶。

百合：利尿排毒的"云裳仙子"

百合是一种美丽典雅的植物，素有"云裳仙子"之称。而且因其外表高洁，天主教便以百合花为圣母玛利亚的象征，梵蒂冈更是把它作为国花，以之象征民族独立与经济繁荣。在我国，由于百合的鳞茎是鳞片抱合而成，所以它便有了"百年好合""百事合意"的美好寓意，因此自古就被视为婚礼时必不可少的吉祥花卉。

百合除了典雅美丽，还有很高的营养价值。"更气两从香百合，老翁七十尚童心"，说的就是百合对人的保健作用。

中医认为，百合味甘，微苦，性微寒。入心、肺二经、为清补之品。《本草纲目》中记载百合有润肺止咳、宁心安神、补中益气的功效。除此之外，百合还能美容养颜、防抗衰老、利尿排毒。

百合富含果胶（属水溶性纤维素），使之具有降低血液胆固醇，改善血糖生成反应，降低血糖及增进大肠功能、促使排便通畅的作用。百合所含钾钠比为 76∶1，有降低血压和保护血管的作用。此外，夏季多暑湿之毒，百合有利于人体的清废排毒。

百合一般收获于夏天，此时将采摘下的新鲜百合洗净剥开，晾晒风干，制成百合干，既便于保存，又便于人们在一年四季中都能吃到它。除此之外，还可以将百合加工成百合粉、百合精冲剂或者百合饼干食用。

用百合制作羹汤，是最常见的食法。百合可以与绿豆、莲子、肉类、蛋类等不同食物同煮成汤，各具风味，可以在一饱口福的同时，达到养颜美容的作用。单用一味百合，加糖煮烂制成的百合羹也相当爽口，是既养生又美容的佳肴。

这里就为大家介绍一款百合红枣银杏羹的做法。

百合红枣银杏羹

原料：百合 50 克，红枣 10 枚，白果 50 克，牛肉 300 克，生姜两片，盐少许。

用法：先将新鲜牛肉用滚水洗净，切薄片；白果去壳，用水浸去外层薄膜。再将百合、红枣和生姜洗净，红枣去核，生姜去皮。然后在瓦煲内加入适量清水，烧开后放入百合、红枣、白果和生姜片，用中火煲至百合将熟，加入牛肉，继续煲至牛肉熟，加盐少许即可。

功用解析：此羹可润肺益气、补血养阴，滋润养颜。

需要注意的是，风寒咳嗽、虚寒出血、脾胃不佳者忌食百合。

玫瑰花：排毒养颜的"美容皇后"

这世间，不爱美丽时装、不爱化妆品、不爱珠宝的女人可能有很多，但很少有哪个女人不爱玫瑰。玫瑰的美丽与芳香令人动容，而它象征爱情的花语更是让女人们趋之若鹜。但是，不要认为玫瑰只是爱情的象征，它还能给你带来美丽与健康的双重惊喜。

玫瑰芳香甘美，令人神清气爽，还可活血化瘀，对肝脏和脾脏都有好处。早在隋唐时期，玫瑰的美容作用就备受宫廷贵人的青睐。杨贵妃就在她沐浴的华清池内,长年浸泡着鲜嫩的玫瑰花蕾,以保持肌肤柔嫩光泽。

玫瑰花缘何有如此功效呢?据《本草纲目》介绍,玫瑰花有行气、活血、化瘀、调和脏腑的作用,经常饮用可使气血顺畅运行,面色红润。我们平时所说的脸色不好或脸上长斑、月经失调、痛经问题等,大都与气血运行失常、瘀滞于子宫或面部有关。对于女性来说,多喝玫瑰花茶,脸色会变得同花瓣一样红润。一旦气血运行正常了,面色自然红润。因而玫瑰被称作美容花茶中的皇后。而且玫瑰性质温和,所以适宜人们天天饮用。

如今,玫瑰的价值得到了进一步开发,它的花可提取玫瑰精油,它的根可入药,果实富含维生素可做天然饮料及食品。用科学方法加工而成的玫瑰花干,具有颜色鲜艳、味香等特点,可制成玫瑰酒、玫瑰露、玫瑰酱,对于清热消火、排毒养颜有奇效。

民间常用玫瑰花加糖冲开水服用,既香甜可口,又能行气活血;用玫瑰花泡酒服,舒筋活血,可治关节疼痛。自古就有用蒸馏的方法把玫瑰制成玫瑰纯露,气味芬芳,疗效显著。《本草纲目拾遗》说:"玫瑰纯露气香而味淡,能和血平肝,养胃宽胸散郁。"《金氏药贴》也说:"专治肝气、胃气,立效。"就连《红楼梦》也提到贾宝玉因病服用玫瑰纯露。高热病人用凉水冲服玫瑰纯露,可以收到"心中爽快,头目清凉"的良好效果。

我们比较常见的就是玫瑰花茶。因玫瑰花性质温和,所以它制成的花茶也适宜天天饮用。

玫瑰花茶

原料:玫瑰花 15 克,大枣 3~5 枚或枸杞 15 克。

做法:玫瑰花泡水,气虚者可加入大枣,肾虚者可加入枸杞子。然后根据个人的口味,调入冰糖或蜂蜜,以减少玫瑰花的涩味,加强功效。

功用解析:此茶可凉血、改善干枯皮肤、除口臭、助消化、消脂肪、排毒减肥。饭后饮用效果最好。

不过,玫瑰花最好不要与其他茶叶泡在一起喝,因为茶叶中有大量鞣酸,会影响玫瑰花疏肝解郁的功效。此外,由于玫瑰花活血散瘀的作用比较强，月经量过多的人在经期最好不要饮用。

金银花：清热解毒，"凌冬不凋"

金银花是忍冬科常绿缠绕藤本忍冬的花蕾。它清香飘逸，沁人心脾，是人们喜爱的观赏植物，也是一种常用中药。古诗有云："有藤名鸳鸯，天生非人种。金花间银蕊，翠蔓自成簇。"说的就是金银花。金银花又称"忍冬花"，这两个名字究竟分别代表着什么意思呢？《唐本草注》说："忍冬花初开白色，经一二日则色黄，故名金银花。"《本草纲目》也形容它："花初开者，蕊瓣俱色白，经二三日，则色变黄。新旧相参，黄白相映，故呼金银花，气甚芬芳。"可见被称为"金银花"，说的是它的颜色外观；而《本草经集注》则说其"藤生，凌冬不凋，故名忍冬"，这说的是它的特质。所以金银花是一种兼具美丽外观与坚韧品质的优良花卉。

据有关文献记载，金银花在我国已有2200多年栽植史，它的采集颇有讲究，须在晴天清晨露水刚干时摘取，及时晾晒或阴干，这样药效才佳。

中医认为，金银花性寒、味甘、气平，入肺、心、胃三经，具有清热解毒、疏散风热之功效。《本草纲目》中记载："金银花，善于化毒，故治痈疽、肿毒、疮癣……"因此，金银花常用于治疗温病发热、风热感冒、热毒血痢、痈疡等症。宋人张帮基在《墨庄漫录》中讲了这样一个故事：崇宁年间，天平山白云寺里的几个和尚，误食有毒蘑菇中毒，呕吐不止，其中三个和尚急忙找来金银花食用，于是平安无事，而另外两个和尚却不肯服食金银花，结果双双身亡。金银花解毒的功效可见一斑。

金银花的茎、叶和花都可入药，作用不一。金银花露是儿童夏天防治痱子脓疮的佳品。新鲜的金银花带清香，含水量花蜜较多。金银花的日常用法是当作茶饮。泡制方法也很简单。

金银花茶

原料：金银花（或鲜品）5～10枚。

做法：先以水将金银花冲净，再加沸水浸泡15～30分钟，即可成一杯清香淡雅的金银花茶。

功用解析：本款茶具有清热祛火，春夏之日饮一杯，能防治内热外感。

双花饮

原料：金银花 30 克，菊花 15 克，山楂 10 克，蜂蜜 250 克。

做法：先将金银花、菊花、山楂放入铝锅内，加清水适量烧沸，熬煮 30 分钟左右，起锅滗出汤汁。再下蜂蜜入干净锅内，加热保持微沸 2～3 分钟，然后将蜂蜜缓缓倒入熬成的双花汤汁内，慢慢地顺着一个方向搅拌均匀。等蜂蜜全融化后过滤去渣，冷却后即成。

功用解析：此饮可清热解毒、开胃健脾，是难得的夏日佳饮。

金菊茶

原料：金银花、菊花各 15 克，红糖 20 克。

做法：先将金银花、菊花放入茶杯中，加入红糖，再倒入开水，浸泡 15 分钟左右即可。

功用解析：此茶清热解毒，疏风解表，辛凉透邪，化瘀养血。适用于外感风热所致的产后发烧。

需要注意的是，金银花性寒，所以不宜长饮。阳虚体弱之人也须慎用。

菩提：解毒安神的"觉悟树"

菩提树，也叫沙罗双树、思维树，与佛教的渊源颇深，菩提树的梵语原名叫"毕钵罗树"，因佛教创始人释迦牟尼在菩提树下悟道，才得名为菩提树，因为"菩提"在梵语中意为"觉悟"。也正因此，菩提树在佛教中一直都被视为圣树。印度、斯里兰卡、缅甸各地的寺庙丛林中，普遍栽有菩提树，印度更定之为国树。

菩提树不仅身世传奇，实用价值也很高。它的树干粗壮雄伟，树冠亭亭如盖，既可作行道树，又可供观赏；菩提树根可入药，其味微辛、凉，可祛风除湿，清热解毒，用于风湿骨痛，感冒，扁桃体炎，眼结膜炎等。

菩提叶可让人镇定心情，菩提叶茶含有生物类黄酮，具有安神镇静、改善睡眠的效果，可以给兴奋一整天的孩子睡前饮用。大人在心事重重睡不着的时候也很合适，在欧洲，若好动的小孩，家长都喜欢给他们喝菩提叶茶。菩提叶茶还可以使小便顺畅以及促进新陈代谢，帮助消化及维持消化道机能，可当成日常健美茶饮用。

但菩提树上最具药用价值的还是它在夏天开的米黄色小花，香味清远怡人。传说菩提是诸神献给爱神维纳斯的礼物，迷人的香味及优雅的花朵象征纯洁的爱情，古代日耳曼人将它视为民族的图腾。菩提花清新柔和的香气，能提神醒脑、镇静神经、舒缓抑郁、净化心绪。对感冒和慢性失眠有一定的疗效。长期饮用可以消除血管中堆积的脂肪，非常适合生活忙碌、压力大的现代人。用泡花的水敷脸，还可防止皮肤老化、消除黑斑。

菩提花一般泡茶饮用，这里就为大家介绍一下菩提花茶的制法。

菩提花茶

原料：好菩提花半匙，百里香 1/3 匙，鼠尾草 1/3 匙。

做法：将材料一起用滚水浸泡 5 分钟即可成菩提花茶。

功用解析：此茶有助于治疗神经衰弱、慢性失眠，减脂降血压及防止动脉硬化，可以减轻感冒，帮助消化，促进新陈代谢；此外还可以减轻感冒，有助于消化，缓解神经紧张和焦虑，降血压。

菩提花茶也是典型的餐后茶饮，有助消化的功效，所以荣登餐后健康饮料之列。菩提花茶亦有助新陈代谢，如果你正在做饮食上的控制，菩提花茶是维持体态时的很好的饮料，能维持窈窕身段。

芙蓉花：清肺解毒的"拒霜花"

芙蓉花，又名拒霜花、木芙蓉。芙蓉花一般盛开于农历九至十一月，此时百花凋谢，它却傲霜绽放，因此得名"拒霜"。这种独特的性格历来为人称道，苏东坡赞其"唤作拒霜犹未称，看来却是最宜霜"。

同时，芙蓉花一日三变，晨粉白、昼浅红、暮深红，其娇艳之姿，常令人流连忘返。屈原流放常德时见此美艳之景就在《九歌》里写道："采薜荔兮水中，搴芙蓉兮木末。"

另外,芙蓉花浑身都是宝,花叶皆可入药。芙蓉花入肺经。《本草纲目》中记载其味微辛,性平,无毒,具有清热、凉血、解毒、消肿、排毒之功,用于肺热咳嗽有不错的效果。李时珍也说,以芙蓉花叶治疗"痈疽肿毒恶疮,妙不可言"。

芙蓉花外用消肿散结拔毒,排脓止痛。内服可清肺,根内服可排脓。同时,它还含有丰富的维生素C,能改善体质,滋润养颜,护肤美容。

芙蓉花作为一款不错的花茶,可单泡,但更适宜搭配绿茶,而且冷热饮皆宜。以一茶匙芙蓉花冲泡一杯开水的比例即可。如果喜欢深红的茶色,不妨多浸泡一段时间,就会形成红葡萄酒的颜色。若在冲芙蓉花时,放进一点玫瑰花,则别有一番滋味。

下面就详细介绍一下芙蓉花的泡法。

芙蓉花茶

原料:芙蓉花5朵,热开水500毫升,蜂蜜或糖适量。

做法:将芙蓉花放入壶中,冲入热开水加盖焖泡5~10分钟。再将茶汁滤出,酌情加入蜂蜜或糖调匀即可饮用。

功用解析:此茶可清热解毒,消肿止咳。

需要注意的是,体质虚寒者勿服芙蓉花,阴疽不红不肿者忌用,虚寒患者及孕妇禁服。